传统医药非物质文化遗产传承创新教材系列

宛医流派医案选

- 丛书主编　柳明伟
- 本册主编　别玉龙
　　　　　　刘　涛

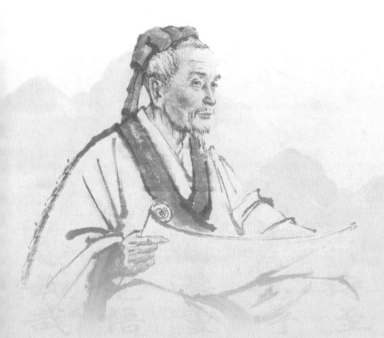

郑州大学出版社

图书在版编目（CIP）数据

宛医流派医案选 / 别玉龙，刘涛主编. -- 郑州：
郑州大学出版社，2025. 3. --（传统医药非物质文化遗
产传承创新丛书）. -- ISBN 978-7-5773-1035-0

Ⅰ. R249.7

中国国家版本馆 CIP 数据核字第 202578CK08 号

宛医流派医案选

WANYI LIUPAI YIAN XUAN

策划编辑	李龙传	封面设计	曾耀东
责任编辑	吕笑娟　马锦秀	版式设计	曾耀东
责任校对	白晓晓	责任监制	朱亚君

出版发行	郑州大学出版社	地　址	河南省郑州市高新技术开发区长椿路 11 号（450001）
出版人	卢纪富		
经　销	全国新华书店	网　址	http://www.zzup.cn
印　刷	河南印之星印务有限公司	发行电话	0371-66966070
开　本	787 mm×1 092 mm　1 / 16		
印　张	6.25	字　数	143 千字
版　次	2025 年 3 月第 1 版	印　次	2025 年 3 月第 1 次印刷

书　号	ISBN 978-7-5773-1035-0	定　价	33.00 元

传统医药非物质文化遗产传承创新丛书
编纂委员会

《宛医流派医案选》课题组

主　编　别玉龙　刘　涛

副主编　王亚勤　张　博　孟　玫

编　委　（按姓氏笔画排序）

包永生　米　佳　张海航

范李阳　娄翔宇　郭宏明

出版说明

　　传统医药是中国优秀传统文化的重要载体，承载着悠久的历史与深厚的文化底蕴，在促进文明互鉴、维护人民健康等方面发挥着重要作用。习近平总书记指出："中医药是中华民族的瑰宝，一定要保护好、发掘好、发展好、传承好。"传统医药非物质文化遗产更是这一伟大宝库中的璀璨明珠。

　　南阳医学高等专科学校立足仲景故里，以传承和弘扬传统医药文化为己任，在全国高校率先建成传统医药非物质文化遗产传承创新中心。秉承"散是满天星，聚是一团火"的理念，发掘培育一批具有仲景特色的针法灸法、经筋推拿等传统医药非遗项目。发挥高等教育师生传承人培养优势，开启"非遗校园五进"（进学校、进专业、进课堂、进教材、进实训）特色育人模式，把以师承教育为主的传统传承模式与高等教育创新传承模式相结合，实现优势互补；发挥高等教育学术研究优势，不断丰富完善非遗技艺理论体系；发挥医学高等教育附属医院临床实践优势，丰富临床案例，总结经验规律，实现活态化传承。

　　该丛书编纂以弘扬中医药文化，传承非遗经典为主旨，是传统医药非物质文化遗产传承创新中心的又一重要成果。在编纂委员会的领导下，每一个非遗项目均组建了一支由校内外专家学者组成的高水平编纂团队，制订了详细的出版计划，第一期出版主要以教材为主。编纂过程中，始终坚持高标准、严要求，深入挖掘非遗项目的文化精髓和历史脉络，确保内容的全面性和准确性，为进一步推动传统医药非遗技术的传承与创新，服务人民健康，促进中医药传统文化在新时代繁荣发展和职教出海做出积极努力。

柳明伟

2024 年 12 月

前　言　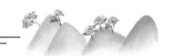

　　南阳是医圣张仲景故里，自汉代以来，历代中医人才荟萃，中医文化底蕴深厚。在历史发展中逐渐形成了独特的中医诊疗流派，这一流派具有鲜明的地域特色。因此，整理老一辈中医诊疗资料，深入挖掘南阳中医流派的学术价值，总结其特色，是我们中医工作者的使命和任务。

　　本书选取南阳市20世纪80—90年代老中医临床医案诊疗资料共50余例，整理为温病、内科、外科、儿科、妇科五个门类。这些医案诊疗资料选自河南省卫生厅1982年整理出版的《河南省老中医资料汇编》，能够真实有效地反映20世纪80年代南阳地区中医名家的诊疗水平。本书声明强调，犀牛、穿山甲作为国家一级保护野生动物，其制品（如犀角、穿山甲鳞甲）的贸易、使用及流通已全面禁止，相关医学应用仅作为历史文献记录引述，不代表任何形式的实际使用倡导。

　　本书依托河南省高等教育教学改革研究与实践重点项目：中医药职业教育非遗系统性保护路径研究（项目编号：2024SJGLX0687）而编写。中医临床医案教学是完善中医教学改革、提高中医教学质量、提升中医学生诊疗水平的重中之重。传统的师带徒教学模式，其本质就是中医临床医案教学。因此，本书结合中医临床医案教学的特点，根据执业医师考试考查的重点，在每一条医案诊疗资料后设置有针对性的考点知识训练，对学生的中医诊疗及辨证思维能力进行针对性的训练，并介绍该患者的治疗经过，最后结合患者诊疗过程和学生考点练习结果，一起讨论该患者治疗过程与教材中所列举的治疗方案之间的差异，充分体现中医临床的变化以及诊疗规律，给学生思考的空间。这种创新教学模式能够提升课堂教学质量，增加师生互动，为中医教学改革注入新活力。

编者

2024年12月

目　录

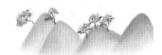

第一章

温病学病案

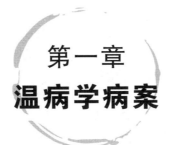

第一节 暑温

案例

刘某,女,72 岁,方城县和平街人。

主诉:突然晕倒,不省人事 2 天。

现病史:2 天前突然晕倒,不省人事,于 1980 年 7 月 18 日入院。疑为"脑出血"。曾静脉滴注葡萄糖溶液、甘露醇、细胞色素丙、三磷酸腺苷、安络血等药物,效果不佳,并出现输液反应,方用中药治疗。

刻下症:两颧发红,头发汗湿,扬手踯足,揭衣露胸,心烦不安,神志不清,口干唇燥,小便短赤,大便 3 日未行。舌绛,无苔,六脉虚大。血压 170/90 mmHg。

实验室检查:血白细胞计数 18×10^9/L,中性粒细胞百分比 86%,淋巴细胞百分比 17%。

（陈哲轩、顾天禄整理）

考点训练

1.请写出本例患者的中医病名、诊断依据及鉴别诊断。

疾病名称:暑温。

诊断依据:①发病季节为夏季入暑之后,即夏至到处暑节气之间;②起病急骤,患者仅发病 2 天即出现扬手踯足、揭衣露胸、心烦不安、神识不清等典型里热炽盛扰乱心神的症状。这一表现符合暑邪易入心包的特性。

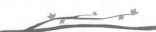

鉴别诊断:与中风闭证相鉴别。

中风又称脑卒中,是一组以脑部缺血或出血性损伤症状为主要临床表现的疾病,发病与季节无明显关联。症状包括突然昏仆、半身不遂、肢体麻木、口舌歪斜、语言不利、偏身感觉障碍等,病情严重时可有头痛、呕吐、眩晕、一侧肢体和面部感觉异常、流涎、突发视觉障碍、言语不清或吞咽困难等。

暑温的病因主要是暑热病邪,病机多为暑邪内伏,灼伤阴液,耗气伤津,甚则热扰心神,内闭心包,或暑热伤络,迫血妄行。症状包括高热、心烦、口渴、尿少、汗多或无汗、谵语、昏迷等,热邪炽盛时可见抽搐、肢体厥冷等。二者均有发病急骤的特点,虽中风也多有神志失常、心神失用的表现,但一般多有半身不遂、肢体麻木、口舌歪斜、语言不利、偏身感觉障碍等表现,同时配合现代医学辅助检查可以进行鉴别。

2. 分析该患者的病因,请写出辨证结果以及辨证依据。

病因:暑热病邪。

辨证结果:暑伤元气,津液耗亏。

辨证依据:本病因夏季感受暑温之邪而引起,由于夏季暑气当令,气候炎热,加上患者年事已高,元气素亏,故感受暑热病邪之后易耗伤津液。患者暑热内扰心神,故有心烦;口干唇燥,无苔为津液耗伤之象,舌绛为热邪深重渐入营分之症。

3. 该患者应采取哪种治疗方法?请写出治疗所需方药及用法。

治法:治宜清解暑热,透营转气,兼以养阴生津,润下燥结。

处方:金银花30 g   连翘12 g   生地黄15 g   玄参15 g

   麦冬15 g   沙参30 g   石斛15 g   牡丹皮10 g

   黄连6 g   知母12 g   火麻仁30 g   阿胶10 g

   板蓝根30 g   竹茹5 g   羚羊角5 g

用法:顿服。

嘱其家属,以西瓜作汁,频频饮之。

连服2剂后,下燥粪少许,神识渐清,脉象缓和,证情转佳。调息月余,渐趋恢复。

能力提升

1. 该患者与《温病学》中暑温病中热入心包兼阳明腑实证对比有何异同?

热入心包兼阳明腑实为感受暑热病邪之后,暑热内炽,热灼手厥阴心包经则身热、神昏、舌謇、肢厥,同时暑热内闭手阳明大肠出现便秘,腹部按之硬痛,舌绛,苔黄,脉数沉实。

其治法为清心开窍,通腑泄热,临床多用牛黄承气汤(《温病条辨》)治疗。

即安宫牛黄丸2丸,化开,调生大黄末三钱(约15 g),先服一半,意识未恢复再服本方,以安宫牛黄丸清心热而开窍,生大黄通腑以泄热。

而本例患者虽有扬手踯足、揭衣露胸、心烦不安、神识不清、口干唇燥、小便短赤、大便闭结等症状,但舌绛、无苔,六脉虚大,结合脉证可知虽暑热炽盛,热入心包兼阳明腑

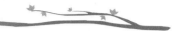

实,但正气已伤,气津大虚,故应清泻暑热兼以扶正。

2.本例患者治疗过程中使用的金银花、连翘具有哪些作用?

金银花、连翘为辛凉解表药,能够轻清透热,宣通气机,与羚羊角、生地黄、牡丹皮、玄参等清营药配合,可使营热外达,透出气分而解,此即叶天士所谓"入营犹可透热转气"。

3.本例患者既有便秘,为何不用大黄、芒硝?

张凤奎指出:"暑病首用辛凉,继用甘寒,终用甘酸敛津,不必下。"本例依其古训,用大剂辛凉甘寒之品,以清热解暑,生津养阴。虽有便燥,亦不必以苦寒之芒硝、大黄攻下。更因年老津伤,故佐以麻仁润肠通便。然但恃药力,尤恐杯水车薪,难消酷暑之炎热,故令频服西瓜汁,以辅佐药力之不足。

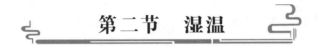

第二节 湿温

案例一

荣某,男,50岁。

主诉:发热,头身疼痛2天。

现病史:患者1981年10月来诊,诉大雨后深入灾区检查,自觉头身困痛,微寒发热,午后较重,胸闷不欲食。前医诊为感冒,给西药2天,服后汗出热退,汗止热复,病情加重,求治于余。

刻下症:体温38.0 ℃,午后39.5 ℃,胸闷不食,神昏耳聋,闭目不语。舌苔白腻,脉濡细。

(刘福增、谢时娟整理)

考点训练

1.请写出本例患者的中医病名、诊断依据及鉴别诊断。

疾病名称:湿温。

诊断依据:①本病发生于夏秋雨湿较盛之季,符合湿温发病好发季节;②本病起病缓慢,热势缠绵,尤其多发于午后,符合湿温发热特点;③患者发病之初即伴有胸闷不食、舌苔白腻等中焦湿邪阻滞的症状。

鉴别诊断:与感冒相鉴别。

感冒的病因主要是外感风邪,包括风寒、风热等。风寒感冒多因气候寒冷、受凉所致,风热感冒则多因气候炎热、体内热邪过盛所致。感冒症状包括发热、恶寒、头痛、鼻塞、流涕、咳嗽等,一年四季均可发病,但以春冬季节为多。病程较短,一般为3~7天,可

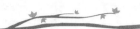

自愈。而湿温病多发生在夏季或长夏季节,尤其是气候潮湿的地区。病程较长,缠绵难愈,容易反复发作。

2. 分析该患者的病因、病位、辨证结果以及辨证依据。

病因:湿热病邪。

病位:脾、胃。

辨证结果:湿热阻滞中焦,邪在气分已涉及心营。

辨证依据:患者初期湿热外袭,阻遏卫气,故见恶寒身热、头身困痛。湿温病虽以脾胃为中心,但湿有蒙上流下、弥漫三焦的特点。湿热蒙蔽心包,故轻则神志淡漠,重则神识昏蒙等。

3. 该患者应采取哪种治疗方法?写出治疗所需方药及用法。

治法:采用分消走泄、宣通三焦之法,使湿热之邪从不同渠道、因势利导而驱邪外出,同时合清营汤以清心营之热邪。

处方:薏苡仁20 g   杏仁10 g   白蔻仁6 g   滑石15 g

     通草10 g   川朴10 g   半夏10 g   犀角4 g

     连翘15 g   金银花15 g   竹叶10 g

用法:水煎服。

二诊:服上药2剂,身热已退(午后体温37.5 ℃),神志清楚。耳聋未复,动则汗出,舌苔尚腻,脉细弱。此湿温之邪已减,正气受损未复。故前方去犀角,加沙参15 g,生龙骨、生牡蛎各20 g,炙甘草10 g。

三诊:上药2剂,汗止,听觉恢复,苔白,脉细。改服六君子汤2剂而痊愈。

能力提升

1. 该患者与《温病学》湿温病湿浊上蒙、泌别失职对比有何异同?

湿温病湿浊上蒙,泌别失职,为湿邪蒸郁蒙蔽于上,出现热蒸头胀,甚或蒙蔽心包而神识昏迷;湿浊壅滞中焦,胃气不降,则见呕逆;湿浊下注膀胱,导致泌别失职,则出现小便不通。治疗一般先予芳香开窍,继予淡渗利湿。多采用茯苓皮汤送服苏合香丸治疗。

而本例患者发病2天经误治出现湿温之邪不解,病情加重,而见高热、神昏耳聋、闭目不语等神识失用的表现,故与湿浊上蒙、泌别失职不同,此为热邪炽盛渐入心营之兆。

2. 本例患者治疗过程中使用的杏仁、白蔻仁、薏苡仁具有哪些作用?

本方以杏仁轻宣肺气,白蔻仁芳香化浊、燥湿理气,生薏苡仁淡渗利湿。

3. 患者复诊时加生龙骨、生牡蛎的原因是什么?

患者复诊时由于湿热困阻导致气虚津液失守,出现动则汗出的情况,故加生龙骨、生牡蛎,此二药既有安心神的作用,又有收涩止汗之效。

案例二

牛某,男,36岁,南阳专区曲剧团演员。于1981年8月21日初诊。

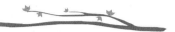

主诉:发热、纳差伴少腹胀满 1 个月。

现病史:诉上月患病,发热恶寒,头身沉痛,午后热甚,胸闷不食,口黏不渴,前医用西药 2 天后,高热,神昏,速入南阳某医院治疗 20 余日,每日服药 4 次,输液 1 500 ~ 3 000 mL,输液时体温下降,液停体温上升,午后体温仍为 40 ℃。

刻下症:少腹胀满,小便短少,数日不食,身重无力,不能步履,时有神昏、谵语。舌淡,苔白腻,脉濡缓而弱。

(刘福增、谢时娟整理)

考点训练

1. 请写出本例患者的中医病名、诊断依据。

疾病名称:湿温。

诊断依据:①本病发生于长夏雨湿较盛之季,符合湿温发病好发季节;②本病起病缓慢,病势缠绵,反复发作,符合湿温湿邪偏盛、黏滞难解的特点。

2. 分析该患者的病因应该采取哪种辨证方法? 请写出辨证结果以及辨证依据。

病因:湿热病邪。

辨证方法:三焦辨证。

辨证结果:湿浊上蒙,泌别失职。

辨证依据:湿邪蒸郁蒙蔽心包,而时有神昏、谵语;湿浊郁阻中焦,胃气呆钝,故有胸闷不饥,数日不食;湿浊下注膀胱,导致泌别失职,则出现小便短少,少腹胀满。

3. 该患者应采取哪种治疗方法? 写出治疗所需方药及用法。

治法:宣畅气机,清热利湿。

方药:三仁汤合五苓散以振奋气化功能。

处方:薏苡仁 20 g　　杏仁 10 g　　白蔻仁 6 g　　滑石 15 g
　　　通草 20 g　　　半夏 10 g　　川朴 10 g　　桂枝 10 g
　　　白术 10 g　　　云苓 15 g　　泽泻 10 g　　猪苓 10 g
　　　竹叶 10 g

用法:水煎服。

二诊:患者已能骑自行车就诊,笑述服药 5 剂小便增多,微汗溱溱,肤热身困之感顿消,胸腹宽畅,日食四餐。唯动则汗出,午后低热(体温 38 ℃),苔薄白,脉细缓,此脾运已复,三焦气化已畅,湿温之邪将除。故前方去五苓散,加沙参 15 g,生龙骨、生牡蛎各 20 g。

三诊:上药 3 剂,诸症悉除,唯中气尚虚,服六君子汤 5 剂善后而愈。

能力提升

1. 该患者所患疾病与《温病学》湿温病湿热酿痰、蒙蔽心包证对比有何异同?

湿热酿痰、蒙蔽心包为气分湿热,酿蒸痰浊,蒙蔽心包所致。由于心包为湿所蒙,心

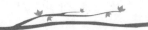

神受其蔽扰,故见神识昏蒙,时清时昧,似清似昧,或时有谵语;气分湿热郁蒸,故身热不退,朝轻暮重;治疗多采用清热化湿、豁痰开窍之法。方药选用菖蒲郁金汤合苏合香丸或至宝丹。

本例患者初病湿温,采用西药治疗,热势升高,复因大量输液,导致中焦之湿邪未解,下焦之湿邪潴留症状又见,故症见少腹胀满,小便短少;同时,湿浊阻滞中焦,故有数日不食。湿热困阻日久,导致气虚,故身重无力,不能步履,与湿热酿痰、蒙蔽心包不同。

2. 本例患者治疗过程中使用的五苓散具有哪些作用?

五苓散由桂枝、白术、茯苓、猪苓、泽泻五味药组成,该患者由于感受湿温三焦气化功能失常,同时加上长期大量输液,导致水湿之邪下阻膀胱,出现小便短少,小腹胀满的表现。因此,使用五苓散温散膀胱中阻滞的水湿之气。

3. 患者六君子汤善后的原因是什么?

六君子汤出自《医学正传》,由人参、白术、茯苓、甘草、陈皮、半夏六味药组成,具有益气健脾、燥湿化痰的功效。本例患者患湿温病之后,由于湿热困阻脾胃日久,导致脾胃消化功能下降,因此,采用六君子汤以达到益气健脾、燥湿化痰和胃、培补后天的目的。

案例三

张某,男,26 岁,家住南阳市龙桥社区,农民。

主诉:神昏、烦躁不安多日,加重 1 天。

现病史:1962 年 7 月患湿温多日,经多医治疗未愈,而致病势危急。

刻下症:昏迷,烦躁不安,午后为甚。舌苔厚腻,六脉濡细。

(杜韵唐、杜继鲁、谢时娟整理)

考点训练

1. 请写出本例患者的中医病名、诊断依据及鉴别诊断。

疾病名称:湿温。

诊断依据:①本病发生于长夏雨湿较盛之季,符合湿温发病好发季节;②本病起病缓慢,病势缠绵,反复发作,符合湿温湿邪偏盛、黏滞难解的特点。

鉴别诊断:与湿热蒙蔽心包相鉴别。

湿热蒙蔽心包与湿热内陷心营均有神志异常的表现。湿热蒙蔽心包为湿热病邪郁蒸气分,酿痰上蒙,故以神识如蒙、时清时昧、时有谵语、意识尚清、身热不扬、朝轻暮重、舌红苔黄腻、脉濡滑而数为主要表现;而湿热内陷心营为湿热病邪,化燥内陷营血,闭阻心窍,故见神昏谵语或昏愦不语、意识不清、身体灼热、舌蹇肢厥、苔黄腻、脉滑数等。

2. 分析该患者的病因、病位应该采取哪种辨证方法?请写出辨证结果以及辨证依据。

病因:湿热病邪。

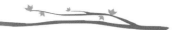

病位:心包。

辨证方法:三焦辨证。

辨证结果:湿热内陷心营。

辨证依据:患者患病数日,病势缠绵,因湿为阴邪,其来也渐,其去也迟,易进而难退。故湿温病难达速愈,加之前医误治,致使湿气蒸腾上逆,内蒙心窍则神昏,烦躁不安。午后热盛阴衰故诸症加重,舌苔厚腻,六脉濡细,为湿热伤阴之表现。

3.该患者应采取哪种治疗方法,并写出治疗所需方药及用法。

治法:清热利湿,淡渗宣窍。

方药:三仁汤加味治之。

处方:杏仁 12 g　　　滑石 15 g　　　白豆蔻 8 g　　　薏苡仁 18 g

　　　通草 6 g　　　　半夏 6 g　　　厚朴 6 g　　　　连翘 12 g

　　　大腹皮 10 g　　　荷叶 1 片(引)

用法:水煎服。

二诊:晚上服头煎,半夜服二煎,至鸡鸣时患者沉寂,唤之不应,灌水不咽,全家甚惊愕,忙料理后事。待至天明神反见清醒,家人又邀余诊视,脉静热轻,药已中病,效不更方,又服两剂而痊愈。

能力提升

1.本例患者治疗过程中使用的荷叶具有哪些作用?

荷叶味苦涩,性平,入心、肝、脾经。有清热解暑、升发清阳、凉血止血的功效。本例患者使用荷叶可治疗暑热烦渴,有升发清阳的作用。

2.患者服药后出现唤之不应,灌水不咽的原因是什么?

在温病中此种情况多出现在战汗之后,是正气驱邪外出之后,胃中水谷之气亏乏,卫阳外泄,肌肤一时失却温养所致的短暂现象。此时多有脉静身凉、倦卧不语等表现。但随着体内阳气恢复,肌肤即可恢复温暖如常。这种情况下应保持环境安静,让患者安舒静卧,以养阳气来复,切不可见其倦卧不语,误为"脱证",惊慌失措,频频呼唤,扰其元神,反不利机体恢复。

第三节　春温

案例

李某,男,8岁,住南阳市共和夹道。1966 年 5 月 8 日上午就诊。

家长代诉:患儿发热、出血 2 月余。

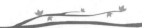

现病史:患儿2个月前发热,出血。经某医院骨髓穿刺,骨髓象符合再生障碍性贫血改变。曾输血、中西药治疗,病情日趋严重。每日午后高热40 ℃,寒战,咯血,鼻衄,尿血,大便出血。

刻下症:患儿体温38.5 ℃,面色苍白,全舌溃烂出血,四肢、胸腹部均有瘀斑。舌质淡,脉细弦数。

实验室检查:血红蛋白25 g/L,红细胞计数$0.82×10^{12}$/L,白细胞计数$0.3×10^9$/L,血小板计数$150×10^9$/L,网织红细胞2.4%。

(蔺雪帆整理)

考点训练

1. 请写出本例患儿的中医病名、诊断依据及鉴别诊断。

疾病名称:春温。

诊断依据:①患儿发病季节为春季,属于春温病好发季节;②患儿发病初期即有热入血分迫血妄行的里热证表现,因此诊断为春温。

鉴别诊断:与风温相鉴别。

二者均为春季常见的外感温热类疾病,但风温为外感风热邪气而发,属于新感温病范畴,一般初期多有恶寒、发热、咽痛等卫分证候;但春温为伏邪发病,发病初期即有里热证候。

2. 分析该患儿的病因、病位应该采取哪种辨证方法?请写出辨证结果以及辨证依据。

病因:温热邪气。

病位:血分。

辨证方法:卫气营血辨证。

辨证结果:热入血分。

辨证依据:患儿出现发热,同时伴有咯血、衄血、尿血、大便出血等全身多部位出血的症状,符合卫气营血辨证中血分证的特点。

3. 该患儿应采取哪种治疗方法?写出治疗所需方药及用法。

治法:祛瘀生新,清热凉血解毒。

方药:加减大黄䗪虫丸合清瘟败毒饮。

处方:

生石膏60 g	知母10 g	生地黄24 g	黄芩10 g
黄连5 g	连翘10 g	栀子5 g	大黄3 g
土元5 g	牡丹皮10 g	赤芍10 g	玄参10 g
重楼15 g	淡竹叶10 g	桔梗3 g	犀角3 g(锉末,另煎)

用法:1日1剂,分4次服。

上方3剂后,热退,血止。小其量,随证加减续服。2个月后复查周围血象:血红蛋白

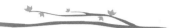

130 g/L,红细胞计数 $3.8×10^{12}$/L,白细胞计数 $5.7×10^9$/L,血小板计数 $120×10^9$/L。家长带患儿去北京、天津复查,临床治愈。随访至今,患者已参军,一切正常。

能力提升

1. 该患儿所患疾病与《温病学》春温病热盛动血证对比有何异同?

春温病热毒炽盛于血分,可导致全身多部位出血,灼伤皮下血络,迫血外溢肌肤,故斑疹密布;若热伤阳络,血从上溢则吐血、衄血,若热伤阴络,血从下溢则便血、溺血;同时热势弥漫,上扰心神,多有躁扰不安,甚或昏狂谵妄等症;治疗以凉血散血、清热解毒为法,代表方为犀角地黄汤。

本例患儿发热,伴全身多部位出血,咯血、衄血、尿血、大便出血齐作,根据发病节气诊断为春温,结合舌脉诊断为热毒深入血分,迫血妄行,故治疗时以清热泻火、凉血止血为治。

2. 本例患儿治疗过程中使用的重楼药具有哪些作用?

重楼味苦,性微寒,有小毒。此处使用有清热泻火、凉血解毒的作用。

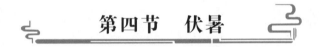

第四节 伏暑

案例

刘某,男,5 岁,泌阳县板桥镇林庄村人。于 1979 年 11 月 1 日就诊。

现病史:患儿初病发热,服西药后出汗多。后渐出现四肢不能活动,经治无效,方赴南阳市某医院治疗。经查诊为"多发性神经炎",在待床入院期间邀余试诊。

刻下症:面色无华,毛发不泽,体倦乏力,天柱倒折,精神萎靡,两目无神,口燥齿干,四肢痿软,足不能履,臂不能举。舌瘦,苔白,脉细弱。

（王文藩、梅维伦、顾天禄整理）

考点训练

1. 请写出本例患儿的中医病名、诊断依据及鉴别诊断。

疾病名称:伏暑。

诊断依据:①患儿发病在秋季,起病之初有发热等表证表现,符合伏暑好发于秋冬季节的特征。②患儿经西药治疗后大量汗出导致肺津耗伤,随后逐渐出现面色无华,毛发失于润泽,伴有四肢痿软,不能活动,为伏暑后期肝肾精气亏损所致。

鉴别诊断:与暑温夹湿相鉴别。

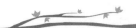

暑温夹湿为发于夏月暑季的温热类温病,在演变过程中兼夹湿邪,属新感温病。而伏暑为秋冬季节感受寒凉之邪后诱发的一种湿热性质的温病,属于伏邪致病。

2. 分析该患儿的病因、病位应该采取哪种辨证方法? 请写出辨证结果以及辨证依据。

病因:新感诱发温暑湿邪气。

病位:肝、脾、肾。

辨证方法:脏腑辨证。

辨证结果:肝脾肾脏腑精气虚衰,四肢筋脉失养。

辨证依据:患儿暑湿之邪伏于肝肾,导致精血虚耗不能荣养肌肤,故有面色无华,毛发不泽,体倦乏力,天柱倒折,精神萎靡,两目无神,口燥齿干;筋脉失养故四肢痿软,足不能履,臂不能举。舌瘪,苔白,脉细弱,均为肝肾精血亏耗之象。

3. 该患儿应采取哪种治疗方法? 写出治疗所需方药及用法。

治法:益气养血,兼调肝肾。

方药:人参养荣汤加味。

处方:人参 5 g　　　白术 5 g　　　茯苓 6 g　　　当归 6 g
　　　白芍 6 g　　　熟地黄 6 g　　陈皮 3 g　　　黄芪 10 g
　　　桂枝 8 g　　　远志 5 g　　　石斛 6 g　　　枸杞子 6 g
　　　甘草 2 g

用法:服上药 3 剂。精神好转,似有转机,继服 10 剂。诸症减轻,服 1 个月,四肢已能活动,兼服加味虎潜丸 3 个月。肢体活动自如,行走顺利,病告痊愈。

能力提升

1. 该患儿所患疾病与《温病学》伏暑病湿胜阳微证对比有何异同?

湿胜阳微证是湿温病后期,湿从寒化,寒湿重伤肾中阳气所致。多因素体中阳不足,湿从寒化,日久伤阳,由脾及肾。阳气虚衰,寒从中生,故身冷、舌淡、脉细而缓,甚或形寒神疲;卫外不固,则汗泄;蒸化无力,津不上承,则口渴但不欲饮,或渴喜热饮;水湿外溢肌肤,则面浮肢肿;膀胱气化不利,则小便短少;寒湿内阻,则见心悸、胸痞、苔白腻等。治法以温肾健脾,扶阳逐湿。常用薛氏扶阳逐湿汤或真武汤治疗。

本例患儿气血肝肾不足,复感湿热邪气,氤氲日久,导致肝肾精血进一步匮乏,故而出现肢体痿弱不用,本证以虚多实少,故治疗以补益气血为主。而湿胜阳微证为本虚标实之证,因此温阳利水渗湿,以逐水湿之邪为主。

2. 本例患儿治疗过程中使用的桂枝、白芍具有哪些作用?

桂枝味辛性温,有温通经脉扶助阳气的作用,白芍味酸甘,能滋补阴血,二者合用,桂枝得芍药温通之余无燥烈伤阴之弊,芍药得桂枝滋养之余而无壅滞之虑。

3. 患儿复诊时使用加味虎潜丸的原因是什么?

加味虎潜丸出自《张氏医通》,由虎骨、牛膝、陈皮、熟地黄、锁阳、龟板、干姜、当归、黄柏、白芍、人参、黄芪、山药、枸杞、五味子组成,具有强筋健骨、补肾壮精的作用。

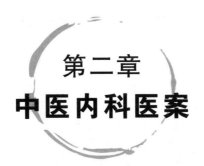

第二章
中医内科医案

第一节　胁痛

案例

赵某,男,23岁,省电业局工作。于1964年3月5日初诊。

主诉:胁痛3年。

现病史:于3年前开始,自觉腹胀食少,身倦乏力,经某医院诊断为"慢性肝炎"。久治不愈,近来腹胀胁痛,头晕目眩、食欲减退、困倦无力。

刻下症:面色萎黄。舌淡,苔薄白,脉象弦缓。

(高体三、祁廷瑞整理)

考点训练

1. 请写出本例患者的中医病名、诊断依据及鉴别诊断。

疾病名称:胁痛。

诊断依据:①患者以腹胀胁痛为主症,可诊断为胁痛;②患者伴头晕目眩、食欲不振、困倦无力等症;③辅助检查为"慢性肝炎"。

鉴别诊断:与胃痛相鉴别。

胁痛与胃痛的疼痛部位及伴随症状有别。胁痛以一侧或两侧胁肋部(侧胸部,腋以下至第十二肋骨部)疼痛为主要表现,可伴有口苦、目眩、善呕等肝胆病证症状;胃痛则表现为上腹部胃脘处胀痛为主,常伴有反酸、嘈杂、嗳气、呃逆等胃部不适,多与饮食有关。肝气犯胃所致胃痛,有时可表现为攻痛连胁,但仍以胃脘部疼痛为主,与胁痛有别。同时

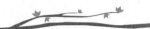

配合现代医学辅助检查可以进行鉴别。

2.分析该患者的病因、病位应该采取哪种辨证方法？请写出辨证结果以及辨证依据。

病因:肝郁气滞。

病位:肝胆。

辨证结果:肝郁脾虚,中气不足。

辨证依据:因肝气郁滞,郁而不解,肝络失和,"不通则痛";肝木克土,脾胃升降失常,故两胁胀痛,食欲减退,头晕目眩,脉弦缓。

3.该患者应采取哪种治疗方法,并写出治疗所需方药及用法。

治法:疏肝解郁,健脾益气。

方药:逍遥散加减。

处方:当归 15 g   柴胡 10 g   白芍 15 g   白术 15 g
　　　茯苓 15 g   甘草 10 g   薄荷 3 g   鳖甲 10 g

用法:15 剂,水煎服。

二诊(1964 年 3 月 25 日):上方服药 15 剂,胁痛减轻,头晕目眩好转。但食欲减退,困倦无力。脉弦软而缓。上方加党参 15 g,陈皮 10 g,半夏 10 g,桂枝 10 g。续服 25 剂。

三诊(1964 年 4 月 23 日):上方又服药 25 剂,食欲增加,胁痛消失,诸症减轻,脉和缓。

四诊(1964 年 5 月 29 日):上方继服 23 剂,面色红润,诸症消失。带药 5 剂,巩固疗效。

能力提升

1.该患者所患疾病与《中医内科学》胃痛病肝郁气滞证对比有何异同?

胁痛与胃痛的疼痛部位及伴随症状有别。胁痛以一侧或两侧胁肋部(侧胸部,腋以下至第十二肋骨部)疼痛为主要表现,可伴有口苦、目眩、善呕等肝胆病证症状;胃痛则表现为上腹部胃脘处胀痛为主,肝气犯胃所致胃痛,虽可表现为攻痛连胁,但仍以胃脘部疼痛为主,常伴有反酸、嘈杂、嗳气、呃逆等胃部不适,多与饮食有关,故治疗时既要疏肝解郁,又要注重调理脾胃。同时配合现代医学辅助检查可以进行鉴别。

2.本例患者治疗过程中使用的当归、鳖甲具有哪些作用?

当归味甘、辛,性温,归肝、心、脾经,此处配合白芍使用具有补肝血的作用。鳖甲咸寒能滋阴软坚散结,有入络止痛的作用。

3.患者复诊时加党参、陈皮、半夏、桂枝的原因是什么?

初诊后胁痛减轻,头晕目眩好转,但食欲仍不振、面色萎黄,舌苔薄白,脉缓。由于肝郁侮脾,脾失健运日久,故食欲不振,生化之源不足,则面色萎黄。所以加用六君子汤化裁,以补中健脾,理气降逆。桂枝,温通血脉,振奋脾阳。

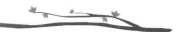

第二节 急黄

案例

刘某,男,40岁,某机务段火车司机。

主诉:面目及小便发黄3个月。

现病史:患者于1971年3月20日,突发寒热,食欲减退,渐觉胁痛,面目及小便发黄,至铁路某医院进行多方检查,均诊为"急性黄疸型肝炎"而收住入院。经治3个月,病情未见好转,且又继续恶化。出现恶心呕吐,黄染加深,腹水,烦躁嗜睡,意识模糊,时而昏迷。体温38 ℃,呼吸23次/min。肝功能检查:谷丙转氨酶大于400 U/L,黄疸指数90 μmol/L,凡登白间接、直接反应均阳性;麝香草酚浊度试验10 U,麝香草酚絮状试验强阳性,硫酸锌浊度试验26 U,脑磷脂胆固醇絮状试验(+++),血清总蛋白74.7 g/L,白蛋白34.2 g/L,球蛋白40.6 g/L。又诊为"亚急性肝衰竭伴肝昏迷"。经各种紧急处理,疗效不佳,病情险恶,危在顷刻,后经介绍,求治于余。

刻下症:患者神志不清,时而躁动,时而昏迷。尿色深黄量少,大便秘结,巩膜及全身皮肤重度黄染,色不甚鲜。恶心呕吐,吐物为棕色液体,肝臭明显。腹水,胁痛。舌红,苔黄厚腻,脉弦滑而数。

(赵清理整理)

考点训练

1. 请写出本例患者的中医病名、诊断依据及鉴别诊断。

疾病名称:黄疸(急黄)。

诊断依据:①患者以面目及小便发黄、巩膜及全身皮肤重度黄染为主症,可诊断为黄疸;②患者伴恶心呕吐,大便秘结,腹水,胁痛,神志不清,时而躁动,时而昏迷;③舌红、苔黄厚腻,脉弦滑而数;④辅助检查诊断为"急性黄疸型肝炎""亚急性肝衰竭伴肝昏迷"。

鉴别诊断:与萎黄相鉴别。

萎黄主症为肌肤萎黄不泽,目睛及小便均不黄,常伴头昏倦怠、眩晕耳鸣、心悸少寐、纳少便溏等症状。同时配合现代医学辅助检查可以进行鉴别。

2. 分析该患者的病因、病位应该采取哪种辨证方法? 请写出辨证结果以及辨证依据。

病因:湿热病邪。

病位:肝、胆。

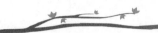

辨证结果:湿热蕴结,熏蒸肝胆,毒滞肠胃,热扰清窍。

辨证依据:因湿热蕴结,熏蒸肝胆,毒滞肠胃,热扰清窍,故见神识昏蒙、遍身发黄、呕恶便结、脉弦滑而数等证。

3.该患者应采取哪种治疗方法,并写出治疗所需方药及用法。

治法:清热解毒,化湿醒神,疏肝利胆。

方药:温胆汤加味。

处方:陈皮9 g　　　　半夏9 g　　　　枳实12 g　　　　竹茹15 g
　　　板蓝根20 g　　　栀子12 g　　　　生地黄20 g　　　生大黄20 g(后下)
　　　茵陈30 g　　　　郁金12 g　　　　香附9 g　　　　　青皮9 g
　　　藿香9 g　　　　　大腹皮15 g　　　美人蕉根60 g

用法:3剂,水煎服。

二诊:服上药后,呕吐次数减少,神志稍清,余症如前,乃湿热尚重。拟上方去藿香,加石菖蒲9 g。煎服3剂。

三诊:神识较清,小便增加,大便正常,但头仍昏沉,精神萎靡,黄染未退,纳差腹胀,舌苔黄腻。前方既效,宜守原方重用茵陈、栀子,减大黄量为9 g。又取6剂。

四诊:黄疸有减,神志清楚,腹胀已觉轻松,进流质食物较前增多,胁痛不甚。上方去香附、大黄,加车前子12 g(另包),继进6剂。

五至八诊:身黄续退,腹水大减,精神转佳,能下床稍事活动,病情已趋稳定。守上方略有出入,每诊皆3剂。

九至十一诊:复查肝功能:黄疸指数11 μmol/L,谷丙转氨酶180 U/L。腹水基本消失,脉弦细无力。病情继续好转,湿热毒邪消退大半,治宜扶正健脾为主,兼以疏肝理气。

处方:太子参15 g　　　白术12 g　　　　陈皮9 g　　　　半夏9 g
　　　郁金12 g　　　　川楝子12 g　　　青皮9 g　　　　茵陈30 g
　　　神曲15 g　　　　黑山楂18 g　　　生姜9 g

十二诊:经原住医院检查,除黄疸指数8 μmol/L外,其余化验均属正常,唯脾胃之气尚未恢复,面色萎黄,食量有限,大便软不成形,故需调理脾胃肝胆,以善其后。

处方:党参12 g　　　　焦白术12 g　　　茯苓15 g　　　　陈皮9 g
　　　茵陈20 g　　　　郁金9 g　　　　　半夏9 g　　　　五味子12 g
　　　砂仁9 g　　　　　炒山药24 g　　　薏苡仁18 g　　　建曲12 g

上方水煎,隔日1付。10剂后,症状显著减轻,脾胃之气得复。经检查一切正常,精神转佳,胃和思食。休养4个月后正式上班。

能力提升

1.该患者所患疾病与《中医内科学》黄疸病湿热壅盛证对比有何异同?

黄疸病湿热壅盛多见于阳黄患者,患者身目俱黄,多有头重身困,胸脘痞满,食欲减退,腹胀或大便溏垢等症;治疗以利湿化浊运脾,佐以清热。代表方为茵陈五苓散合甘露

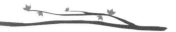

消毒丹。

本例患者身目俱黄,同时伴有神志不清、时而躁动、时而昏迷等心神被扰的表现。因此治疗时当清热解毒,化湿醒神,疏肝利胆,又因患者大便秘结,故此时重用大黄,以荡涤肠胃,急下热结,则神志可清。

2.本例患者治疗过程中重用大黄的原因?

方中重用大黄,既可泻火凉血,以苏神志与退黄,又能荡涤肠结毒聚而除毒源,颇合病机。

3.患者复诊时减大黄、藿香,加石菖蒲、栀子、茵陈、车前子的原因是什么?

呕吐次数减少,神志稍清,大便正常,故减大黄、藿香;因头仍昏沉,精神萎靡,黄染未退,纳差腹胀,舌苔黄腻。故加利湿退黄之栀子、茵陈,醒神开窍、化湿开胃之石菖蒲;车前一味清热渗湿通淋以解腹水之苦。诸药合用使腹水一证,亦无专执利水一途令其骤消,而是辅以利水之剂使之渐退。

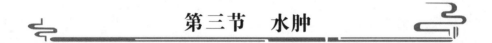

第三节　水肿

案例

郭某,男,50岁。1976年9月5日初诊。

主诉:反复水肿半年余,加重1月伴尿少、气促、恶心。

现病史:原系教师,劳累太过,且居处潮湿。1974年面部及身微有水肿,自认为体胖,未加注意。后回家探亲,突然水肿严重,即到某医院化验,诊为"肾炎"。治疗月余,效果不佳。后邀余诊治。据其脉证,应以宣肺利水为法,因用麻黄量大,且无参、芪补品,家人畏而不用。后在南阳、郑州等处,反复治疗无效。复经余诊,知其表邪未除,补之过早,利尿药用之太多。余建议先行宣肺,后补脾肾,又不予采纳。后到上海等地,历经多个治疗方案,效果不佳。病情日益严重,速返原籍。众医皆谓不治之症,家人再次邀余前往。

刻下症:患者全身水肿甚剧,胸满气促,小便短少,一昼夜约有200 mL,泛恶欲呕,腹满不食,精神疲乏,闷瞀欲绝。舌苔白腻,中灰黄,脉沉弦无力。

（王清理、梅维伦、谢时娟、顾天禄整理）

考点训练

1.请写出本例患者的中医病名、诊断依据及鉴别诊断。

疾病名称:水肿。

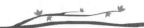

诊断依据:①患者以全身水肿为主症,可诊断为水肿;②患者伴胸满气促,小便短少,泛恶欲呕,腹满不食,精神疲乏,闷瞀欲绝;③舌苔白腻、中灰黄、脉沉弦无力;④另辅助检查诊断为"肾炎"。

鉴别诊断:与鼓胀、饮证相鉴别。

水肿主要影响肺、脾、肾而致水气通调失职,水泛肌肤,四肢皮色不变,发病时头面或下肢先肿,甚者全身水肿,可有喘息但先肿后喘,多伴有尿量减少。鼓胀主要影响肝、脾、肾,脾虚木贼,湿热相乘,水聚腹腔,单腹肿胀,青筋暴露;病重时或兼下肢肿,或先有积聚后成鼓胀,有时小便减少。饮证由水气射肺所致,病位在肺,水凌胸肺,久咳喘逆后面目浮肿,其形如肿,实不是肿;严重时可见身肿,先喘,久喘才成肿胀,小便初正常,后偶有不适。同时配合现代医学辅助检查可以进行鉴别。

2. 分析该患者的病因、病位应该采取哪种辨证方法? 请写出辨证结果以及辨证依据。

病因:水湿停聚。

病位:肺、脾、肾。

辨证结果:水湿停聚,肺、脾、肾功能紊乱。

辨证依据:初失宣化后过服滋补之剂,致使水湿长期停聚,而造成肺、脾、肾三脏功能紊乱,浊阴上逆,湿浊内蓄,故见水肿、小便短少、泛恶欲呕、腹满不食、精神疲乏、闷瞀欲绝、舌苔白腻、脉沉弦无力等证。

3. 该患者应采取哪种治疗方法,并写出治疗所需方药及用法。

治法:芳香化浊,和胃止呕。

方药:二陈汤加味。

处方:藿香叶 15 g 紫苏叶 15 g

用法:合二陈汤、地浆水两碗,共煎去滓,徐徐呷下。

连服 2 日,呕恶尽止,闷瞀亦除,有思食之意。前医屡用利尿法,反致小便淋沥减少。此乃上源不宣之故,拟宣肺为法。

处方:麻黄 12 g 石膏 18 g 桑皮 15 g 桂枝 9 g

   茵陈 9 g   大腹皮 9 g 白术 12 g 带皮茯苓 30 g

   甘草 5 g

上方连进 3 剂不知,但无不良反应。筹思再三,认为系药量轻而不能宣透。后药量加重,小便稍通,上部水肿减轻。又连服 3 剂,小便量增,脐以上肿消,胃纳有增,舌苔已退,神情转佳。患者胃气已和,肺气已通,唯脐下肿势不消,知水蓄已久,死水一潭。应用逐水之药,但因体质太弱,不堪峻药攻伐。遂仿元代罗天益的鲫鱼商陆汤,易鱼为母鸡。方为:商陆 30 g,母鸡 1 只共煮食之,2 天食 1 只。服 3 只后,水肿全消,尿量正常。继健脾补肾,用济生肾气丸加桑螵蛸、党参、白术等药。扶正培本以善其后,病渐趋恢复。

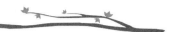

能力提升

1. 该患者所患疾病与《中医内科学》水肿病脾阳虚衰证对比有何异同？

水肿病脾阳虚衰证多因久病脾肾阳气衰惫不能运化水湿,水肿以腰以下为甚,按之凹陷,不易恢复,同时脘腹胀闷、纳差便溏、面色不华、神疲乏力等症。治法以健脾温阳利水为主,代表方为实脾饮。

本例患者水肿日久,屡经误治,已出现泛恶欲呕、腹满不食、精神疲乏、闷瞀欲绝等胃气将败的重症。因此治疗首当芳香化浊,和胃止呕,保得一分胃气即得一分生机。待胃气安和之后复议宣肺降气,调节水道,则一身气机通畅,上游之水自能下输膀胱而排出体外,而身肿渐消。由此可见本例患者乃本虚标实之重症,故先安胃气。

2. 本例患者治疗过程中使用的商陆具有哪些作用？

商陆味苦,性寒,此处配合老母鸡炖汤使用,具有逐水消肿、通利二便的功效。

3. 患者在恢复期使用济生肾气丸的原因是什么？

济生肾气丸出自《张氏医通》,由金匮肾气丸加牛膝、车前子组成,方中熟地黄、山茱萸、山药滋补肝脾肾三脏精气,少加肉桂、附子温阳化气,乃"阴中求阳"之意;牛膝善降,导诸药下行以济肝肾;泽泻、茯苓、车前子利水渗湿以逐水湿;牡丹皮清肝泄热,制桂附之温燥;诸药合用有温补肾阳、利水消肿之功,故适合本例患者恢复期使用。

第四节　癃闭

案例一

刘某,男,56 岁,漯河市人。于 1979 年 10 月 5 日初诊。

主诉:排尿困难 1 年。

现病史:起病 1 年余,小便淋漓难出,经某医院治疗效果不显。近来病情加重,排尿困难,每次需 20～30 分钟方可排尽,多方医治不效,而来求诊。

刻下症:排尿困难,头晕腰酸,小腹胀满,食少便溏。面色㿠白,舌淡,苔薄白,脉沉细无力。

(高体三、祁廷瑞整理)

考点训练

1. 请写出本例患者的中医病名、诊断依据及鉴别诊断。

疾病名称:癃闭。

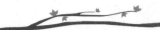

诊断依据:根据患者小便量少,排出困难可以诊断为癃闭。

鉴别诊断:与淋证相鉴别。

癃闭与淋证均有排尿困难、点滴不畅的表现。癃闭多表现为尿量减少,甚或无尿排出,但排小便时无淋漓刺痛的异常感觉,一般尿液性质也无特殊变化。而淋证则小便频数,排小便时多有淋漓刺痛,排小便后有欲出未尽之感,小便性质往往也有变化,但每日排尿量正常。

2.分析该患者的病因、病位应该采取哪种辨证方法?请写出辨证结果以及辨证依据。

病因:脾肾虚衰。

病位:肾、膀胱。

辨证方法:脏腑辨证。

辨证结果:脾肾阳虚,气化不利。

辨证依据:患者肾阳虚衰,无力蒸化水液,故出现排尿困难,伴头晕腰酸,小腹胀满。同时肾阳为一身阳气之根,故肾中先天阳气衰惫,后天脾阳亦无源以生,故出现脾阳虚,有食少便溏、面色㿠白、舌淡、苔薄白、脉沉细无力等症。

3.该患者应采取哪种治疗方法,并写出治疗所需方药及用法。

治法:温肾助阳,健脾利水。

方药:理中汤合真武汤加减。

处方:附子10 g　　　干姜10 g　　　白术15 g　　　云苓15 g

　　　薏苡仁15 g　　桂枝10 g　　　白芍15 g　　　炙甘草10 g

用法:水煎服。

二诊(1979年10月12日):服上药5剂,小腹胀满减轻,小便渐通,但排尿仍感无力,脉舌同上。上方加党参15 g,黄芪30 g,续服。

三诊(1979年10月26日):服上药10剂,食欲增加,头晕腰酸减轻,小便通畅,脉沉有力。嘱原方续服。

四诊(1979年11月7日):上方又服5剂,面色红润,诸症消失。带药5剂返里,以巩固疗效。

能力提升

1.该患者所患疾病与《中医内科学》癃闭病肾阳衰惫证对比有何异同?

癃闭病肾阳衰惫证多因患病日久、肾阳虚衰所致,患者多有小便不通或淋漓不尽,排尿无力,同时伴有畏寒肢冷,腰膝冷而酸软无力等表现。治疗以温补肾阳、化气利水为主,可选用济生肾气丸治疗。

本例患者除小便不利、头晕腰酸之外尚有食少便溏、面色㿠白等脾阳虚衰的症状,因此治疗时以温补脾肾为主,兼以利水渗湿。

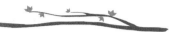

2.本例患者治疗过程中使用的薏苡仁具有哪些作用?

薏苡仁味甘、淡,性凉,归脾、胃、肺经,此处与茯苓配伍有利水渗湿、健脾止泻的作用。

3.患者复诊时加党参、黄芪的原因是什么?

党参、黄芪均有补益脾气的作用,复诊时小便渐通,小腹胀满减轻,说明脾肾阳虚,水湿停滞有所缓解。但患者仍感排尿无力,说明脾气虚弱无力推动,因此增加党参、黄芪以补脾益气,改善排尿无力的症状。

案例二

赵某,男,78岁,某县医院医生。

主诉:尿闭、少腹胀满数日。

现病史:1960年10月间因尿闭,入本院治疗,服西药数日不效,少腹胀满,小便欲解不出,每日需导尿,非常痛苦。

刻下症:舌淡,苔白。细诊其脉,寸关沉细,尺弱。

（陈百甲、谢时娟整理）

考点训练

1.请写出本例患者的中医病名、诊断依据及鉴别诊断。

疾病名称:癃闭。

诊断依据:患者小便闭阻,少腹胀满,每日需导尿,据此可诊断为癃闭。

鉴别诊断:与关格相鉴别。

关格与癃闭类似,也有小便量少或闭塞不通的表现。但关格多为水肿、淋证、癃闭等逐渐发展而成,不仅有小便不通,常与呕吐并见,同时多有皮肤瘙痒、口中尿味、四肢搐搦,甚或昏迷等严重症状。

2.分析该患者的病因、病位应该采取哪种辨证方法?请写出辨证结果以及辨证依据。

病因:肾阳不足,气血亏虚。

病位:肾。

辨证方法:脏腑辨证。

辨证结果:气血亏虚,肾阳衰惫。

辨证依据:患者年高体衰,气血亏虚,故脉象寸关沉细,尺弱提示肾阳衰惫,无力蒸化排出水液,故有小便闭塞、少腹胀满之症。

3.该患者应采取哪种治疗方法,并写出治疗所需方药及用法。

治法:温肾壮阳,佐以益气养血。

方药:金匮肾气丸加味。

处方：当归 15 g   黄芪 60 g   熟地黄 24 g   山药 12 g

泽泻 9 g   牡丹皮 9 g   茯苓 9 g   山茱萸 12 g

肉桂 9 g   党参 15 g   甘草 6 g   车前子(包煎)15 g

用法：水煎服。

二诊：上方服 2 剂，拔去导尿管，小便可点滴而下。原方继服 2 剂，小便可正常排出。共服药 4 剂，病愈出院。

能力提升

1. 该患者所患疾病与《中医内科学》癃闭病脾气不升证对比有何异同？

癃闭病脾气不升证多由脾气虚衰、不能运化水湿所致，主要表现为欲小便而不得出，或小便量少排出不畅，多伴有小腹坠胀、神疲乏力、食欲减退、气短等症。治疗以升清降浊、化气行水为主，代表方为补中益气汤合春泽汤。

本例患者小便闭塞，少腹坠胀，同时脉沉细提示患者年高气血亏虚，尺脉沉弱为肾阳衰惫之症。故治疗时以金匮肾气丸温肾壮阳，利水通便，佐党参、黄芪、当归以益气养血。

2. 本例患者治疗过程中使用的党参、黄芪、当归具有哪些作用？

党参、黄芪有补益肺脾之气的作用，患者年高体弱，肺、脾、肾三脏功能下降，运化水湿无力，故而出现小便不通。因此治疗时不仅要补肾助阳，利水通便，还要用黄芪、党参、当归补益三脏气血，加强肺、脾、肾等脏腑功能，以达到治病求本的目的。

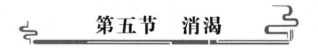

第五节　消渴

案例

王某，男，40 岁，南阳市卧龙区安皋镇人。

主诉：口渴多饮、小便量多半年余，加重半月。

现病史：患者自 1962 年 3 月起，口干，口渴喜饮，尿频量多，每日十数次。经当地某医生以清热生津止渴类中药治疗六七个月不效，病情加重。后由南阳市某医院诊为"尿崩症"，遂入该院。服西药治疗半月余仍不取效，邀余会诊。

刻下症：诊时患者述每日饮水 8 暖水瓶，仍口干咽燥，口唇干裂，尿频，昼夜数十次，小便清长，量多。伴有头晕，目赤，心烦，手足心发热，舌苔薄白而干，脉沉细而弱。

（陈百甲、谢时娟整理）

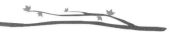

考点训练

1. 请写出本例患者的中医病名、诊断依据及鉴别诊断。

疾病名称:消渴。

诊断依据:患者口渴多饮,小便量多为主要表现,符合消渴诊断要点。

鉴别诊断:与瘿病相鉴别。

瘿病多为气郁化火、阴虚火旺所致。临床多见情绪易激动、多食易饥、形体日渐消瘦,同时多有眼突、颈部一侧或两侧肿大为特征。消渴则以口渴,多饮多食,消瘦,尿中有甜味为特征。

2. 分析该患者的病因、病位应该采取哪种辨证方法?请写出辨证结果以及辨证依据。

病因:肾阴亏虚。

病位:肾。

辨证方法:脏腑辨证。

辨证结果:肾阴亏虚,阴损及阳,阴阳俱虚,三焦气化失职,膀胱失约。

辨证依据:患者肾阴亏虚,不能濡润,故出现口干咽燥,口唇干裂。同时肾阴亏虚日久,累及肾阳虚耗,膀胱气化无权,因此尿频,昼夜达数十次。肾阳亏虚,故而小便清长且量多。手足心发热,舌苔薄白而干,脉沉细而弱,均为肾中阴阳亏虚之证。

3. 该患者应采取哪种治疗方法,并写出治疗所需方药及用法。

治疗方法:滋肾壮阳,阴阳并补。

方药:金匮肾气丸加味。

处方:熟地黄 24 g　　　　山药 12 g　　　　云苓 9 g　　　　山茱萸 12 g
　　　泽泻 9 g　　　　　牡丹皮 9 g　　　　肉桂 9 g　　　　附子片 12 g
　　　党参 15 g　　　　　陈皮 9 g　　　　　焦栀子 9 g　　　甘草 6 g

用法:水煎服。

二诊:上药服 3 剂,口渴稍减,原方继服 3 剂。

三诊:口渴大减,每日饮水量减至 4 暖水瓶,尿频、尿量明显减少。共服上药 15 剂,诸症悉除,病愈出院。

能力提升

1. 该患者所患疾病与《中医内科学》消渴病肾阴亏虚证对比有何异同?

消渴病肾阴亏虚为消渴日久累及下焦,耗伤肾阴所致,临床多见尿频量多,尿色混浊如脂膏,或尿甜、腰膝酸软、乏力、头晕耳鸣等症。治疗以滋阴固肾为法,代表方为六味地黄丸。

本例患者多饮,多尿,同时伴有小便清长、手足心发热、脉沉细等阴阳两虚的表现,因此应用金匮肾气丸滋肾壮阳,阴阳并补,同时配伍栀子、牡丹皮清泻虚火。

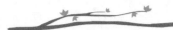

2. 本例患者治疗过程中使用的陈皮具有哪些作用?

陈皮味苦、辛,性温,归肺、脾经。此处使用有理气健脾、和胃的作用。水液经口进入胃中需赖脾气转输,方能转化为人体阴精发挥濡润的作用,今患者三焦气化失常,膀胱约藏失守,故渴饮无度,小便清长。因此以金匮肾气丸温肾补阳,利水养阴,陈皮理气和中;党参、甘草健脾益气;焦栀子清三焦火热。阴阳并补,脾肾之气渐复,三焦气化恢复正常,阴津得以运布,则消渴可除。

第六节 虚劳

案例

樊某某,男,34 岁,北京市某军事机关职工。于 1977 年 7 月 14 日初诊。

主诉:反复牙龈出血、皮肤紫斑伴面色苍白、乏力 2 年余。

现病史:患者 1975 年 3 月因感染出血入住某医院就诊,诊断为"再生障碍性贫血及肾炎"。2 年来虽经连续输血、中西药治疗,病情无大改观。于 1977 年 7 月自动出院,来我院就诊。其入院检查周围血象:血红蛋白 30 g/L,红细胞计数 0.84×10^{12}/L,白细胞计数 2.0×10^9/L,中性粒细胞 28%,淋巴细胞 70%,单核细胞 2%,血小板计数 10×10^9/L,网织红细胞 0.6%。

刻下症:患者体温 37.5 ℃。颜面苍白,眼睑淡白。面部及口腔有 3 处溃疡,牙龈出血,四肢紫斑,唇舌无华,舌苔黄腻,脉弦数。自述经常头晕疼,口苦,咽干,纳呆,不思饮,全身沉困乏力,失眠,盗汗,腰疼,遗精,大便灼肛,小便色褐如浓茶。

(蔺雪帆整理)

考点训练

1. 请写出本例患者的中医病名、诊断依据及鉴别诊断。

疾病名称:虚劳。

诊断依据:患者颜面苍白,眼睑淡白,四肢紫斑,唇舌无华,呈现出一派气血双亏、阴阳两虚的表现,呈慢性渐进性加重演变。据此可诊断为虚劳。

鉴别诊断:与内科其他病证的虚证相鉴别。

在内科其他病证亦可出现虚证,一般为病势迁延日久,以脏腑、气血、阴阳某一部分的损害为主。如久泻病所致的脾胃虚弱,一般来说治疗相对容易,预后亦良好。虚劳为病名诊断,一般是脏腑气血阴阳多方位、多层次的损害,出现一系列脏腑精气、气血阴阳俱有亏虚的症状,呈慢性演变性发展,治疗难取速效,甚或难以取效。

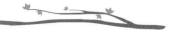

2. 分析该患者的病因、病位应该采取哪种辨证方法？请写出辨证结果以及辨证依据。

病因：失血。

病位：肝、胆、脾、肾。

辨证方法：脏腑辨证，气血津液辨证。

辨证结果：肝胆湿热下注，脾肾精气亏虚。

辨证依据：患者颜面苍白，眼睑淡白，唇舌无华，为脾肾精气亏虚，气血生化无源所致。同时头晕疼、口苦、咽干，为肝胆有热，循经上炎所致，依据舌苔黄腻，纳呆，不思饮食，全身沉困乏力，大便灼肛，小便色褐如浓茶，可知此为肝胆湿热壅盛，下注前后两阴。故尚有腰疼、遗精诸症。

3. 该患者应采取哪种治疗方法，并写出治疗所需方药及用法。

治法：祛瘀生新，清热解毒利湿。

方药：龙胆泻肝汤加味。

处方：龙胆草 10 g　　柴胡 10 g　　黄芩 15 g　　连翘 15 g
　　　大黄 5 g　　　栀子 10 g　　丹参 10 g　　生地黄 10 g
　　　牡丹皮 10 g　　土元 10 g　　桃仁 10 g　　车前子 10 g
　　　木通 10 g　　　山楂炭 30 g　甘草 10 g

用法：每日 1 剂，分 2 次煎服。

上方随证加减，未再输血，治疗至 1978 年 3 月 11 日。复查周围血象：血红蛋白 110 g/L，红细胞 3.2×10^{12}/L，白细胞计数 6.0×10^9/L，血小板 190×10^9/L。尿检正常。临床症状缓解。随访至今无变化，体力精神均良好。

能力提升

1. 该患者所患疾病与《中医内科学》虚劳病肾阴虚证对比有何异同？

虚劳病肾阴虚证，临床表现为腰酸、腰疼、遗精、两足痿弱，伴眩晕、耳鸣、颧红、舌红少津、脉沉细等。治疗以滋补肾阴为主，代表方为左归丸。

本例患者除了有肾阴不足的表现外，尚有气血亏虚所致的面色无华、眼睑淡白、唇舌无华的表现，除此之外尚有肝胆湿热下注的证候，因此本例患者属于虚实夹杂的复杂证候，故以祛瘀生新、清热解毒利湿为主治疗。

2. 本例患者治疗过程中使用的桃仁、土元、山楂炭具有哪些作用？

桃仁味苦、甘，性平，归心、肝、大肠经，有活血祛瘀、润肠通便、止咳平喘的功效。土元性寒、味咸，有破瘀血、续筋骨、通月经的功效；山楂炭即武火加热生山楂，炒至表面焦黑色、内部焦褐色而成，既有消食化滞之功，又有凉血止血之效。本例患者因脏腑精气虚衰而致气血亏虚，气不摄血故溢出脉道牙龈出血，四肢紫斑，因此加用桃仁、土元以活血散瘀，配合山楂炭以助止血，同时山楂炭有消食开胃之功，可以助脾胃消化水谷，以滋养气血。

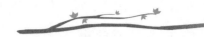

第七节 鼻衄

案例

魏某,男,14岁,南阳市卧龙区陆营镇徐营村人。于1976年5月17日初诊。

其父代诉:患儿面色渐黄、精神不振数月。

现病史:患儿数月前面色渐黄,精神不振,未加注意。5月14日突然鼻腔出血不止,急乘车来市就诊于某医院,初步诊断为"血小板减少症"。由五官科处置,鼻腔填塞纱条,肌内注射止血剂,内服云南白药。3日后,血仍未止。

刻下症:患儿情绪紧张,面色苍白,两鼻孔纱条堵塞,凝血堆积成团,血从口腔出。舌淡,苔黄稍干,口臭,六脉洪数,大便干。

（蔺雪帆整理）

考点训练

1. 请写出本例患儿的中医病名、诊断依据及鉴别诊断。

疾病名称:鼻衄。

诊断依据:患儿血自鼻道外溢,排除外伤、鼻腔血管畸形所致,即可诊断。

鉴别诊断:与外伤鼻衄相鉴别。

因碰撞、挖鼻等引起血管破裂而致鼻衄者,出血多在损伤的一侧,且经局部止血治疗不再出血,没有全身症状,与内科所论鼻衄有别。

2. 分析该患儿的病因、病位应该采取哪种辨证方法? 请写出辨证结果以及辨证依据。

病因:胃火炽盛。

病位:肺、胃。

辨证方法:脏腑辨证。

辨证结果:胃火炽盛,迫血上溢于肺窍。

辨证依据:患儿胃火炽盛,故舌苔黄而干,口臭,六脉洪数,大便干。由于火性炎上,胃火上逆,迫血妄行,从鼻窍而出,故鼻衄不止。

3. 该患儿应采取哪种治疗方法,并写出治疗所需方药及用法。

治法:涤热通便,釜底抽薪。

方药:增液承气汤。

处方:玄参24 g　　　麦冬24 g　　　生地黄24 g　　　大黄10 g

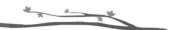

芒硝 10 g　　　　甘草 5 g

用法:浓煎,频服。

6 小时后便通血止。5 月 20 日查周围血象:血红蛋白 40 g/L,红细胞计数 1.6×10^{12}/L,白细胞计数 4×10^9/L,血小板计数 34×10^9/L,网织红细胞 1.6%。骨髓象符合再生障碍性贫血。

患儿自服增液承气汤后,情绪稳定,食欲增进,除贫血面貌外,无其他症状。单纯以加减大黄䗪虫丸改汤续进。

方药:加减大黄䗪虫丸。

处方:丹参 15 g　　　生地黄 15 g　　　白芍 10 g　　　大黄 3 g

黄芩 3 g　　　　土元 10 g　　　桃仁 3 g　　　山楂 15 g

甘草 3 g

8 月 10 日复查周围血象:血红蛋白 120 g/L,红细胞计数 4.0×10^{12}/L,白细胞计数 6.0×10^9/L,血小板计数 150×10^9/L。随访 3 年,无反复。

能力提升

1. 该患儿所患疾病与《中医内科学》鼻衄病胃热炽盛证对比有何异同?

鼻衄病胃热炽盛证多有鼻衄,或兼齿衄,血色鲜红,口渴欲饮,口干臭秽,烦躁,便秘等症。治疗以清胃泻火、凉血止血为法。代表方为玉女煎。

本例患儿发病前期有面色渐黄、精神不振的表现,此为脾胃精气虚衰的表现。脾胃精气虚弱则运化水谷无力,肠中燥实与热邪结合,出现胃火上炎,迫血妄行从鼻窍而出,因此治疗时应采用涤热通便、釜底抽薪的方法急治其标。待出血止,又用加减大黄䗪虫丸清血分余热,同时化瘀生新。

2. 本例患儿鼻衄缓解后尚有贫血,为何不用补血之品,反而使用大黄䗪虫丸加减?

治疗血虚除采用补养气血、调理脾胃之外,尚有祛瘀生新之法。张石顽认为:"举世皆以参、芪、归、地补虚,仲景独以大黄䗪虫补虚,苟非神圣不能行是法也。"因此,本例患者以大黄䗪虫丸为基本方,密切结合辨证施治,收到较为满意的效果。

第八节　吐血

案例一

姬某,女,33 岁,方城县人。

主诉:呕血不止伴面色苍白、气短数日。

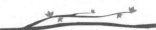

现病史:1971年5月自觉胃部闷胀不适,食欲减退。某医嘱其服二丑泻下,次日解柏油样溏便,继见大口呕血不止,量多。急诊入方城县某医院,诊为"消化道出血"。输血、输液抢救数日,输血3 000 mL,呕血仍不止,血压下降。查血红蛋白20 g/L。病情危重,特邀南阳地区某医院会诊。1日内抢救8次,病情继续恶化,决定剖腹探查止血。因家属要求,特邀余诊治。余夜3点至方城县某医院时,患者已在手术室消过毒,准备手术。经协商,最后决定服中药观察2天。

刻下症:余急至手术室诊看,患者面唇苍白,呈严重贫血面容,口唇干裂,气短,语音低微。舌淡,脉微弱。

(陈百甲、谢时娟整理)

考点训练

1. 请写出本例患者的中医病名、诊断依据及鉴别诊断。

疾病名称:吐血。

诊断依据:依据患者大口呕血,面唇苍白,呈严重贫血面容可以诊断为吐血。

鉴别诊断:与鼻腔、口腔及咽喉出血鉴别。

吐血经呕吐而出,血色紫暗,夹杂食物残渣,常有胃病史。鼻腔、口腔及咽喉出血,血色鲜红,不夹食物残渣可资鉴别。

2. 分析该患者的病因、病位应该采取哪种辨证方法?请写出辨证结果以及辨证依据。

病因:出血。

病位:脾、胃。

辨证方法:脏腑辨证。

辨证结果:气随血脱。

辨证依据:患者大量出血后出现面唇颜色苍白,呈严重贫血面容,口唇干裂,气短,语音低微,舌淡,脉微弱,为气随血脱症状。

3. 该患者应采取哪种治疗方法?写出治疗所需方药及用法。

治疗方法:急投益气固脱以图挽救,继服补血,健脾,降逆,止血之剂。

方药:生脉饮。

处方:当归15 g　　黑白芍18 g　　生地黄炭15 g　　黑白术18 g
　　　党参9 g　　　阿胶珠15 g　　黑大黄9 g　　　降香12 g
　　　黑茜草9 g　　黑黄芩15 g　　黑栀子15 g　　炙甘草9 g

用法:水煎服。并红参15 g、麦冬30 g,水煎频服代茶。

二诊:上药一日尽服,呕血未作,饮稀面汤半碗,大便仍为柏油样溏便。因在手术室感寒,下午发热,体温39.5 ℃。①方照服。②方去黑大黄、降香,加黑柴胡9 g、黑金银花12 g。

三诊:翌日晨热退,1日内饮稀面汤数次,未再抢救,病情稳定。大便仍呈柏油样溏

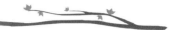

便。①方照服;②方去黑柴胡,加山药30 g。

四诊:尽服2剂,饮食增加,输血已停,血红蛋白升高,病情转危为安。前药继服。

五诊:因患者3天没有便意,另用香油100 g炸焦当归30 g,去药服油。药后当晚解大便1次,便中少夹黑块,第2天大便正常。停服上药。改用八珍汤加黄芪、建曲、阿胶珠、陈皮,以作善后调理。嘱服药9剂,血止气复,病告痊愈。

能力提升

1.该患者所患疾病与《中医内科学》吐血病气虚血溢证对比有何异同?

吐血病,气虚血溢证临床多表现为吐血缠绵不止,时轻时重,血色暗淡,伴神疲乏力,心悸气短,面色苍白;舌质淡,脉细弱。治疗以健脾益气摄血为法,代表方为归脾汤。

2.本例患者治疗过程中使用的降香具有哪些作用?

降香味辛,性温,归肝、脾经;有活血散瘀、止血定痛、降气的功效。由于气为血之帅,故治疗吐血首先当降胃气,胃气既降,吐血可止。

3.患者复诊时去黑大黄、降香,加黑柴胡、黑金银花的原因是什么?

患者复诊时,由于吐血已止,故去降气下行之大黄、降香;由于便血未止,故加黑柴胡、黑金银花,用其疏散之性助脾气升提,以止大便出血。

案例二

王某,男,26岁,南阳市茶庵乡农民。

现病史:患者1962年7月某日酒后,自觉胃内发热不适,继而呕血不止,急诊入南阳市某医院,诊为"上消化道出血"。输液抢救,治疗数日,疗效均不明显,血压下降。查血常规提示:血红蛋白25 g/L。患者昏迷,呼吸微弱,已下病危通知。

刻下症:患者昏迷,头汗出,脉微欲绝。

(陈百甲、谢时娟整理)

考点训练

1.请写出本例患者的中医病名、诊断依据及鉴别诊断。

疾病名称:吐血。

诊断依据:患者酒后呕血不止,据此可以诊断为吐血。

鉴别诊断:同本节"案例一"。

2.分析该患者的病因、病位应该采取哪种辨证方法? 请写出辨证结果以及辨证依据。

病因:酒毒,血虚。

病位:脾、胃。

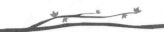

辨证方法:脏腑辨证。

辨证结果:气随血脱。

辨证依据:患者吐血数日,血压下降,同时出现昏迷,头汗出,脉微欲绝,据此辨证为气随血脱之证。

3.该患者应采取哪种治疗方法,并写出治疗所需方药及用法。

治法:先予益气摄血,再予补血、健脾、降逆、止血。

方药:余嘱用高丽参9 g,麦冬15 g。

用法:水煎频服,以图挽救。夜7—8点开始服用。凌晨2点患者呻吟一声,至天明神稍清,能低声说话。其父复邀余,诊时已识人,脉复。急投补血、健脾、降逆、止血之剂。

处方:①上药照服。

　②当归15 g　　　生白芍15 g　　　黑白术15 g　　　黑黄芩9 g

　黑金银花12 g　　黑大黄9 g　　　降香9 g　　　　黑茜草9 g

　阿胶珠15 g　　　党参12 g　　　　山药12 g

用法:水煎服。

二诊:上药尽服2剂,能食少量流汁,呕血未作,大便时夹有黑色血块。上方去黑大黄、降香、黑茜草,加牡蛎粉、云苓、神曲。继服3剂。病愈出院。嘱其用鸡汤做饭调养。

能力提升

1.该患者所患疾病与《中医内科学》吐血病气虚血溢证对比有何异同?

吐血病,气虚血溢证多以吐血缠绵不止,时轻时重,血色暗淡,伴神疲乏力、心悸气短、面色苍白为表现。常用健脾益气摄血法治疗,临床代表方为归脾汤。

本例患者饮酒后出现呕血,量大势急,故很快就进入气随血脱状态,因此治疗时急投以红参、麦冬益气摄血,后以补血、健脾、降逆、止血之法进行调补。

2.本例患者治疗过程中使用的黑大黄药具有哪些作用?

黑大黄即大黄炭,此处用之有清热、凉血、止血的作用。

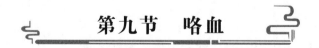

第九节　咯血

案例

吕某,男,35岁,南阳市某交电公司职工。

主诉:咯血不止伴汗出、喘息数日。

现病史:患者1973年9月因患"空洞性肺结核",入南阳地区某医院传染病房治疗。时有肺出血,呈喷射状咯出,量多。遂即输血、输液,注射垂体后叶素仍不能止,特邀余

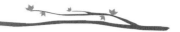

诊治。

刻下症:患者呈贫血面容,汗出,喘息,声音微弱。舌质红,脉细数有间歇。

（陈百甲、谢时娟整理）

考点训练

1.请写出本例患者的中医病名、诊断依据及鉴别诊断。

疾病名称:咯血。

诊断依据:患者前期有肺部疾患,经久不愈,后又出现咯血,量大呈喷射状咯出,据此可以诊断为咯血。

鉴别诊断:与吐血相鉴别。

咯血与吐血均表现为血液从口而出,但咯血之血由肺而来,咯血之前多有咳嗽、胸闷、喉痒等症状,血色多鲜红,经气道随咳嗽而出,常混有痰液;吐血之前多有胃脘不适或胃痛、恶心等症,血经呕吐而出,常夹有食物残渣,色鲜红或紫暗,粪便多呈黑色,吐血之后无痰中带血。

2.分析该患者的病因、病位应该采取哪种辨证方法? 请写出辨证结果以及辨证依据。

病因:痨虫伤肺。

病位:肺、脾。

辨证方法:脏腑辨证。

辨证结果:肺阴大伤,脾肺俱虚,气不摄血。

辨证依据:患者久病肺痨,肺中气阴耗伤,故有喘息、声音微弱、舌质红、脉细数的表现。加之急性失血,气随血脱,患者呈贫血面容,汗出。

3.该患者应采取哪种治疗方法,并写出治疗所需方药及用法。

治法:首当益气摄血,后续养阴、保肺、降逆、止血。

方药:急投生脉饮,继服自拟方。

处方 当归15 g　　　　生白芍18 g　　　炙百合15 g　　　黑白术15 g
　　　黑白及15 g　　　川贝9 g　　　　黑黄芩15 g　　　黑栀子15 g
　　　黑大黄12 g　　　黑茜草9 g　　　降香12 g　　　　阿胶珠15 g
　　　炙甘草9 g

用法:急投益气固脱之红参9 g,麦冬15 g。水煎代茶频服。继服养阴、保肺、降逆、止血之剂。

二诊:上药服2剂,大咯血之势已减。原方继服2剂。仍用红参9 g,麦冬15 g,水煎代茶。

三诊:大咯血已止,上方去黑大黄、降香、黑茜草,加炙紫菀15 g,牡蛎粉15 g。进服3剂,诸症悉除。为巩固疗效,用培土生金之法调治结核空洞,3个月后上班工作,至今未

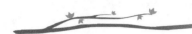

复发。

能力提升

1. 该患者所患疾病与《中医内科学》咯血病阴虚肺热证对比有何异同?

咯血病阴虚肺热证临床多因阴虚火旺,迫血妄行所致。临床常见咳嗽痰中带血,或反复咯血,血色鲜红,伴口干咽燥,颧红,潮热盗汗;舌红苔少,脉细数。临床以滋阴润肺、宁络止血之法治疗。代表方为百合固金汤。

本例患者素患肺痨,痨虫伤肺,耗伤气阴,阴虚则火旺,气伤则血失收摄,故血溢脉外变为咯血。大量失血之后又出现气随血脱的危候。因此治疗时首先益气摄血以救急,然后养阴保肺,清肺中余热。

2. 本例患者治疗过程中使用的白及具有哪些作用?

白及味苦、甘、涩,性微寒,此处使用有收敛止血的作用。

3. 患者复诊时加炙紫菀、牡蛎粉的原因是什么?

患者咳血已止,故去黑大黄、降香、黑茜草。因炙紫菀有润肺止咳、下气消痰的作用;牡蛎粉有滋阴潜阳的作用,因此增加此二药止咳消痰,以防止咯血再次发作。

第十节 眩晕

案例一

谢某,女,34岁,农民。1973年5月8日初诊。

主诉:突发眩晕,活动后加重2天。

现病史:患者因其祖母病故,痛哭之后,即觉胃脘发热,随之恶心呕吐,茶水不入,次日即发眩晕。动则眩晕加重,不敢活动,行则欲倒,需人扶持,生活不能自理。经当地医院治疗,效果不佳。于1973年5月8日上午被人搀扶来诊。

刻下症:患者精神不支,步态不稳,如醉酒状。舌苔厚腻,脉沉细。

(李鸣皋、梅维伦、顾天录整理)

考点训练

1. 请写出本例患者的中医病名、诊断依据及鉴别诊断。

疾病名称:眩晕。

诊断依据:患者因过度悲伤后出现眩晕,动则加重,不敢活动,行则欲倒,步态不

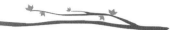

稳,据此可以诊断为眩晕。

鉴别诊断:与厥证相鉴别。

厥证与眩晕类似,表现为突然昏仆,不省人事,或伴见四肢厥冷为特征。常呈间断发作,一般可在短时间内苏醒,但亦有严重者,可一厥不复甚至死亡。眩晕以头眩欲仆或晕旋仆倒为主要表现,但无昏迷、不省人事等症。

2. 分析该患者的病因、病位应该采取哪种辨证方法? 请写出辨证结果以及辨证依据。

病因:情志。

病位:脾、胃。

辨证方法:脏腑辨证。

辨证结果:悲思伤脾,胃失和降。

辨证依据:患者因过度悲伤后出现胃脘发热,随之恶心呕吐,茶水不入,此为悲哀动中则伤肺损脾,导致脾胃气机郁结,中焦浊气不降,郁而化火,继而眩晕发作,动则加重,不敢活动,行则欲倒,步态不稳,结合舌苔厚腻,可知此为中焦痰湿,浊气随气火上腾干扰清窍所致。

3. 该患者应采取哪种治疗方法,并写出治疗所需方药及用法。

治法:和胃降逆,兼解其郁。

方药:半夏泻心汤加减。

处方:半夏 10 g　　　黄芩 10 g　　　黄连 9 g　　　党参 12 g
　　　丹参 15 g　　　百合 20 g　　　郁金 12 g　　　甘草 6 g
　　　生姜 3 片

用法:3 剂,水煎服。

二诊:服上药后,呕吐随止,已能进食,精神转佳,自行来诊。现微觉头晕。药已对症,故守前方。

三诊:又服 3 剂,眩晕已止,诸症痊愈。为巩固疗效,宗上方继进 3 剂,以善其后。

能力提升

1. 该患者所患疾病与《中医内科学》眩晕病痰湿中阻证对比有何异同?

眩晕病,痰湿中阻证常由过食肥甘厚味,损伤脾胃,以致健运失司,水谷不化,聚湿生痰,痰湿中阻,则清阳不升,浊阴不降,致清窍失养而引起眩晕。治疗常用化痰祛湿、健脾和胃之法,代表方为半夏白术天麻汤。

本例患者为过度悲伤后脾胃气机郁结,胃中浊气不降,随气火升腾,干扰清窍所致,与痰湿中阻证虽相似,但实不同。

2. 本例患者治疗过程中使用的百合药具有哪些作用?

百合味甘性寒归心肺经,有养阴润肺、清心安神的功效,由于肺主气,所以悲哀动中首先伤肺,故此处用百合以养阴润肺。

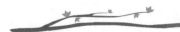

案例二

张某,女,65 岁,邓州市冠军村人。

主诉:反复眩晕、呕吐 2 个月。

现病史:素体健壮,唯觉胃中嘈杂不适。2 个月前因丧事操劳,初觉耳鸣如蝉,继则眩晕呕恶,进而天旋地转,竟至不起。西医诊为"梅尼埃病",中西药治疗罔效。

刻下症:形体消瘦,面色晦滞,挺挺仰卧,不敢转动。两手紧抓床沿,两目紧闭,声、光、影皆畏触耳目,稍有触动即嚎叫不已。自觉床翻地陷,多次跌于床下。觉心下冰凉,似有水囊移动有声,呃气,痞闷,泛恶欲呕,憋闷欲死。舌淡,苔黄腻干燥,其脉两手沉伏略滑。

(赵玉亭、李浩澎整理)

考点训练

1. 请写出本例患者的中医病名、诊断依据及鉴别诊断。

疾病名称:眩晕。

诊断依据:患者自觉眩晕,动则加重,不能睁眼,据此可以诊断为眩晕。

鉴别诊断:与中风相鉴别。

中风以猝然昏仆、不省人事,常伴口舌歪斜、半身肢体不遂、失语为主要特征。眩晕仅以头晕目眩为主症,但患者神志清楚或瞬间即清,且无半身不遂、口舌歪斜、言语謇涩等症。

2. 分析该患者的病因、病位应该采取哪种辨证方法？请写出辨证结果以及辨证依据。

病因:风、痰。

病位:脾、胃、脑。

辨证方法:脏腑辨证。

辨证结果:风痰上扰。

辨证依据:患者痰湿阻滞中焦,故有心下冰凉,似有水囊移动有声;痰湿阻滞胃气不降,故有呃气,痞闷,泛恶欲呕;痰湿泛溢胸中,故憋闷欲死;痰湿壅滞,清气不得上行荣养头目,故发眩晕。

3. 该患者应采取哪种治疗方法,并写出治疗所需方药及用法。

治疗方法:涌吐痰涎。

方药:瓜蒂散加味。

分析:观曾用药物,皆补气、填精、滋肝、温化祛痰之剂。余认为此属本虚标实之候。痰实阻中,饷道不通,虽补何益？幸喜胃气不败,尚任吐法,遂宗《儒门事亲》法。

处方:防风 10 g　　　　瓜蒂 10 g　　　　藜芦 3 g(为末)

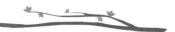

用法:以韭菜汁3盏,煎十沸,去渣,澄清温服。

服药须臾,得稀痰数升。次日,神清,头可转动,目可启张,泛恶有减,但仍噫气连连。脘腹稍舒,但仍闷顿不食,尤以六脉滑实有加。此中焦之痰祛,但深伏老痰未去,六脉滑实可为明证。宜再攻,不可遗盗养患。遂以舟车丸10 g温水送下。服药二时许,泻下数次,皆风沫痰水,昏卧床榻,呼之不语,家人甚恐,邀余往视。切其脉虚而有续,鼻息弱而匀。邪去正衰,可与稀粥调复胃气。至夜,果唤渴饮,尽饮备粥,复昏昏入睡。翌日中午始苏,顿觉神清,气和,知饥思食,眩晕尽除。遂嘱晨服香砂六君子丸,晚服金匮肾气丸月余以善后。

能力提升

1. 该患者所患疾病与《中医内科学》眩晕病痰湿中阻证对比有何异同?

眩晕病痰湿中阻证为脾胃运化失健,痰湿内盛,阻滞清阳升发所致,多有眩晕、头重如蒙、视物旋转、胸闷恶心、呕吐痰涎、食少多寐的表现。

本例患者除眩晕外尚有心下冰凉,似有水囊移动有声,呃气,痞闷,泛恶欲呕,憋闷欲死。舌质淡,舌苔黄腻干燥,脉沉伏略滑等痰饮停滞胸中的表现。故遵《内经》"其在上者,因而越之"之义,以吐法建奇功。

2. 本例患者治疗过程中使用的防风具有哪些作用?

防风味辛、甘,性温,辛温发散,《本草蒙筌》谓之"风药中之润剂"。此处用之有借其疏散之性以加强瓜蒂涌吐痰涎之功。

3. 患者复诊时舟车丸的原因是什么?

舟车丸出自《医方集解》。由黑牵牛、大黄、甘遂、大戟、芫花、青皮、橘皮、木香、槟榔、轻粉组成。由于患者在使用涌吐之剂后排出痰涎,胸阳舒展,故六脉滑湿有力,因此用舟车丸以峻下肠胃之痰涎。痰涎所生多因脾肾阳衰,或温运无力,或蒸化不及,因此后期以香砂六君子和金匮肾气丸巩固善后。

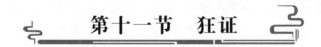

第十一节　狂证

案例

崔某,男,32岁,农民。1965年夏就诊。

主诉:狂躁不宁、胡言乱语伴行为异常3天。

现病史:患者半月前值夜半返里途中,倏觉意识模糊,竟将牛车赶向河中,后经随车者拉回,询其故则应答颠倒,笑无休止。近3日胡言乱语,行为怪异,狂躁奔走,气力大于常人,骂詈号叫不避亲疏。

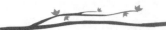

刻下症:患者意识模糊,面目红赤,眵多胶黏,善怒吵闹,语言尚清,虽不食而狂饮,大便数日未行,按之腹硬有块。舌红绛,苔厚腻,脉弦滑有力。

(赵压亭、赵安业整理)

考点训练

1. 请写出本例患者的中医病名、诊断依据及鉴别诊断。

疾病名称:狂证。

诊断依据:根据患者意识模糊,胡言乱语,行为怪异,狂躁奔走,骂詈号叫不避亲疏,可以诊断为狂证。

鉴别诊断:与郁证相鉴别。

郁证以心情抑郁、情绪不佳、胸胁胀闷、急躁易怒、心悸失眠、喉中如有异物等自我感觉异常为主要特征。脏躁则表现为悲伤欲哭、数欠伸,但神志清楚,有自制能力,不会自伤或伤及他人。狂证则喜怒无常,一般已失去自我控制力,神明逆乱,意识模糊。

2. 分析该患者的病因、病位应该采取哪种辨证方法?请写出辨证结果以及辨证依据。

病因:实热。

病位:胃、肠、肝、胆。

辨证方法:脏腑辨证。

辨证结果:食滞里热,痰火上扰。

辨证依据:患者胃肠积热,故而大便数日未行,按之腹硬有块,胃肠实火上炎则面目红赤,眵多胶黏;扰于清窍则神明迷乱,善怒吵闹。狂饮,舌红绛,苔厚腻,脉弦滑有力皆为胃肠实热的表现。

3. 该患者应采取哪种治疗方法,并写出治疗所需方药及用法。

治法:攻积导滞,涤痰开窍,佐清肝泻火。

方药:调胃承气汤合礞石滚痰丸加减。

处方:大黄(后下)18 g   川厚朴9 g   芒硝15 g(后下)

青礞石20 g   化橘红9 g   胆星9 g   石菖蒲9 g

远志9 g   沉香8 g(磨冲)   黄芩9 g   甘草6 g

生铁落20 g

用法:3剂,水煎服,另用淡盐汤催吐。

二诊:催吐宿食秽物半碗许,约后又吐痰涎碗许。3剂尽剂大便始通,便下秽臭黏液。神识稍清,问之仍瞪视默然,时有轻声骂詈。再予上方去川厚朴、芒硝,减大黄量为9 g,加夏枯草12 g,以清肝泻火。6剂。水煎服。

三诊:诸恙递减,神清识人,举止已安。日可休息5~6小时,舌尖红,舌苔黄而不厚。续用清热化痰之品,兼以开窍醒神。

处方:生铁落 20 g　　　姜竹茹 9 g　　　桔梗 9 g　　　石菖蒲 9 g

　　　茯神 15 g　　　　贝母 9 g　　　　黄芩 9 g　　　栀子 9 g

　　　玄参 12 g　　　　甘草 3 g

用法:水煎服。

四诊:上方服用 15 剂,神识大清,已无狂躁怒骂。但舌仍红,脉细数,加之夜寐不足。此乃痰火已平,阴气未复之象。嘱服甘草小麦大枣汤加百合、知母调理 1 个月,后随访康复如常,无再复发。

能力提升

1. 该患者所患疾病与《中医内科学》狂证痰火扰神证对比有何异同?

痰火扰神所致的狂证多素有性情急躁之症,病延日久,痰因热灼而愈结,热因痰阻而不化,二者相互胶结,蒙扰神明,导致狂暴无知,逾垣上屋,骂詈叫号,不避亲疏,或毁物伤人,或哭笑无常,登高而歌,弃衣而走,不食不眠等症。治法以镇心涤痰、清肝泻火为主。代表方为生铁落饮。

本例患者除意识模糊、行为不受控制之外尚有不食狂饮,大便数日未行,按之腹硬有块,一派中焦燥实阻滞之象,因此当以攻积导滞,涤痰开窍,佐清肝泻火为治。

2. 本例患者治疗过程中使用的生铁落具有哪些作用?

生铁落味辛性凉,质重沉降,能引心、肝火热下行,有平肝镇惊的作用。故此处用之以潜降心肝火热,促进神志清醒以治疗狂证。

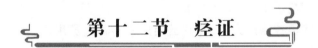

第十二节　痉证

案例一

牛某,男,36 岁,农民。

主诉:发热、头痛 5 天。

现病史:患者素体壮实,嗜饮酒。1979 年 2 月发热、头痛 5 天不解,突然见项背强直,时发抽搐,口吐涎沫,遂急诊于当地公社卫生院诊为"癫痫"。嘱服氯丙嗪、苯妥英钠等药无效。翌日,抽搐次数增多,他症沓至,遂又急转县人民医院诊治。诊为"脑部肿瘤,流行性脑脊髓膜炎"。治疗 3 天,症状仍未有好转。服中药清热解毒、祛风止痉之品,亦无显效。后于 2 月 25 日至某省级医院检查,确诊为"急性结核性脑膜炎",因无病床,只在门诊治疗,以候住院。患者家属当日晚邀余救治。

刻下症:患者剧烈头痛,痛势如劈,欲撞墙壁以求速死。抽搐阵作,抽时两手握固,颈项强急,角弓反张,呕吐不止。因近 7 天来饮食减少,故虽呕而吐之无物,欲饮水,但水入

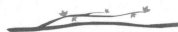

即吐。体温续在 38 ℃以上,舌偏红,苔白厚腻,脉弦滑。

（赵清理、赵安业、罗化云整理）

考点训练

1. 请写出本例患者的中医病名、诊断依据及鉴别诊断。

疾病名称:痉证。

诊断依据:根据患者两手握固,颈项强急,角弓反张,可以诊断为痉证。

鉴别诊断:与痫证相鉴别。

痫证多以突然仆倒、昏不知人、口吐涎沫、两目上视、四肢抽搐,或口中如作猪羊声为特征;大多发作片刻即自行苏醒,醒后如常人。而痉证以颈项强急、角弓反张为主要表现,无口吐涎沫等症。

2. 分析该患者的病因、病位应该采取哪种辨证方法? 请写出辨证结果以及辨证依据。

病因:痰湿。

病位:脾、胃、肝、脑。

辨证方法:脏腑辨证。

辨证结果:痰湿阻滞。

辨证依据:患者脾胃失于健运,痰湿内盛,故欲饮水,但水入即吐;痰湿阻滞导致胃中浊气不降,故呕吐不止,饮食减少。痰湿中阻影响清气上升,故剧烈头痛。引动肝风,故抽搐阵作,两手握固,颈项强急,角弓反张。

3. 该患者应采取哪种治疗方法,并写出治疗所需方药及用法。

治疗方法:芳香化湿,和胃降逆,泻肝息风止痉。

方药:温胆汤加味。

处方:陈皮 9 g　　　　半夏 9 g　　　　茯苓 15 g　　　　竹茹 12 g
　　　枳实 9 g　　　　藿香 9 g　　　　佩兰 12 g　　　　葛根 12 g
　　　钩藤 20 g　　　　生姜 9 g　　　　夏枯草 30 g

用法:1 剂。水煎服。另用夏枯草 30 g,煎水代茶,少少与饮之。

二诊(1979 年 2 月 26 日下午):诸症稍缓,头痛减轻尤著,药已中的,仍守方加量再进 1 剂。

处方:陈皮 12 g　　　　半夏 9 g　　　　云苓 15 g　　　　竹茹 18 g
　　　枳实 9 g　　　　藿香 12 g　　　　佩兰 12 g　　　　葛根 30 g
　　　生姜 30 g　　　　夏枯草 30 g

用法:另以夏枯草 60 g,煎水代茶。

三诊(1979 年 2 月 27 日下午):头痛锐减,抽搐已止,呕吐少作,顿餐可进流质饮食一两。苔白厚稍腻,脉仍弦滑。前治已效,仍以上方,另加黄连 6 g。并以夏枯草 100 g 浓煎

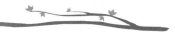

代茶,频频饮之。

四诊(1979年3月1日下午):服上药2剂后,头痛、呕吐皆止,唯觉头昏沉不舒,胸脘痞闷,纳食不香。苔稍厚但不腻,脉虽弦而不滑。此乃湿性黏滞、缠绵难愈之故。宜继投化湿之剂。

处方:陈皮9 g 　　　半夏9 g 　　　云苓12 g 　　　枳壳9 g
　　　葛根15 g 　　　砂仁6 g 　　　苍术12 g 　　　夏枯草30 g
　　　生姜6 g

用法:3剂。水煎服。另用夏枯草100 g,用法如前。

五诊(1979年3月4日):病情基本控制,饮食大增,每餐近五两,唯体力未复,当将息调养,培补后天。遂拟补益脾胃之剂。

处方:炒白术12 g 　　陈皮9 g 　　　半夏9 g 　　　云苓12 g
　　　砂仁6 g 　　　建曲15 g 　　　党参9 g 　　　甘草6 g
　　　生姜3 g

用法:水煎服,并嘱其欲饮水时仍以夏枯草适量煎水代茶。

进上方6剂后,体质渐复,1979年3月10日病愈还乡。

能力提升

1.该患者所患疾病与《中医内科学》痉证肝经热盛证对比有何异同?

痉证肝经热盛证为热邪炽盛,肝经被灼,故而高热头痛,项背强急,四肢抽搐,角弓反张。治法以清肝潜阳、息风镇痉为主,代表方为羚角钩藤汤。

本例患者头痛剧烈,抽搐阵作,两手握固,颈项强急,角弓反张为肝经风动之象。但依据饮食减少,呕吐不止,欲饮水,但水入即吐,结合舌质偏红、苔白厚腻,脉弦滑,可知肝风内动之因乃痰湿壅盛,阻滞中焦,痰随气升扰于清空所致。

2.本例患者治疗过程中使用的夏枯草具有哪些作用?

夏枯草味辛、苦,性寒。归肝、胆经,有清肝胆火热、明目止眩的作用。因此方中重用夏枯草,意在取其清肝泻火止头痛,同时养肝安神以助止痉的作用。

案例二

陈某,女,34岁。1976年8月10日初诊。

代诉:昏迷,抽搐厥逆10天。

现病史:10天前突然寒热,头痛项强。次日意识模糊,抽搐厥逆,当地疑为"脑炎",令其急送县医院诊治。入院后曾先后以葡萄糖盐水、甘露醇、抗生素、仙鹤草素等药进行治疗,治疗1周,病情不减。曾行灌肠4次,大便仍不下,并见牙关紧闭、两目直视、角弓反张等症,特来我院求治。

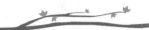

刻下症：患者昏迷，气促，牙关紧闭，两目直视，颈项强直，角弓反张，四肢厥逆，10 天未大便，腹满拒按，病情十分危重。舌生芒刺，苔黄燥，脉伏。

（万和义、谢时娟、梅维伦、顾天录整理）

考点训练

1. 请写出本例患者的中医病名、诊断依据及鉴别诊断。

疾病名称：痉证。

诊断依据：根据患者牙关紧闭，两目直视，角弓反张，可以诊断为痉证。

鉴别诊断：与厥证相鉴别。

厥证以突然昏倒、不省人事、四肢逆冷等为主要表现，一般无项背强硬、四肢抽搐等症状。

2. 分析该患者的病因、病位应该采取哪种辨证方法？请写出辨证结果以及辨证依据。

病因：实热。

病位：胃、肠。

辨证方法：脏腑辨证。

辨证结果：阳明实热，灼伤津液，燥屎内结。

辨证依据：患者 10 天未大便，腹满拒按，为胃肠实热内结气机不通所致；胃肠浊气随火热上行干扰清空，故而出现昏迷、牙关紧闭、两目直视、颈项强直、角弓反张、四肢厥逆的危象。舌生芒刺、苔黄燥、脉伏亦是热结胃肠的表现。

3. 该患者应采取哪种治疗方法，并写出治疗所需方药及用法。

治法：急下存阴。

方药：大承气汤加减。

处方：大黄 30 g　　　　芒硝 15 g　　　　枳实 15 g　　　　厚朴 15 g

用法：1 剂。先煎枳实、厚朴，后下大黄，去渣取汁，芒硝溶服，分 2 次温服。

二诊：服药后，当晚下黑栗状燥屎三十余枚，腹软胀消，热退厥回，抽搐等症亦缓解大半。但症又见烦渴，呕吐，水入即吐，阵发性呃逆，小便不通。诊为气化不利，胃失和降。故用五苓散合旋复代赭石汤。连服 3 剂。

三诊：服上药后，呃逆已止，烦渴呕吐均好转，但心下痞满，微有躁烦，不思饮食，小便虽通量少。诊为胃气虚弱、余热未清，给以甘草泻心汤合五味异功散。

四诊：服药后，痞满烦躁已消失，饮食增加，大便已通，小便量增，但嗜睡，自汗乏力。诊为邪去正虚。继用五味异功散以善后。2 周后痊愈。

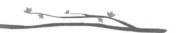

能力提升

1. 该患者所患疾病与《中医内科学》痉证阳明热盛证对比有何异同?

痉证阳明热盛证为阳明实热内灼,导致经脉津液不足,筋失濡润,故而出现项背强急,手足挛急,甚则角弓反张,因此治疗以清泄胃热、增液止痉为法,代表方为白虎汤合增液承气汤。

本例患者10天未大便,腹满拒按,同时已出现昏迷、牙关紧闭、两目直视、颈项强直、角弓反张、四肢厥逆的危象,结合舌生芒刺、苔黄燥,脉伏,可知此时胃肠燥热内结,气机不通,故治宜急下不可犹豫,与白虎汤所主的阳明热邪炽盛,但里结不深有较大的差异。

2. 本例患者用大承气汤治疗后为何出现烦渴,呕吐,水入即吐,阵发性呃逆?

患者阳明里热内结十余日未解,壮火食气,故脾胃之气暗耗,虽经大承气汤急下存阴,燥屎虽去,但脾胃虚衰显露,故用五苓散化气行水,结合旋覆代赭汤和降胃气,则脾胃和,呕呃止,烦渴俱消。

第十三节　痿证

案例一

景某,男,46岁。1966年7月25日初诊。

主诉:腰膝酸软、眩晕半年,不能站立1天。

现病史:患者老夫少妻,肝肾不足,近半年来,眩晕,耳鸣,遗精,尿频,腰膝酸软无力。迩来炎暑,汗泄过多,遂于7月25日晨起床时,突觉不能站立,瘫软于室内。家属将其抬于床上,急求余诊治。

刻下症:患者神志清醒,无口眼歪斜,面色不泽,语声低微,言其身软如无筋骨,腰膝酸软无力。舌淡,苔白,脉小濡而缓。

(周泽生、赵安业整理)

考点训练

1. 请写出本例患者的中医病名、诊断依据及鉴别诊断。

疾病名称:痿证。

诊断依据:依据患者少气懒言,肢体困倦,浑身软瘫,难以站立,可以诊断为痿证。

鉴别诊断:与痹证相鉴别。

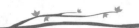

痹证日久,肢体关节疼痛,不耐运动,肢体长期废用,亦有类似痿证之瘦削枯萎者。但痿证肢体关节一般不痛;痹证则均有疼痛。

2.分析该患者的病因、病位应该采取哪种辨证方法?请写出辨证结果以及辨证依据。

病因:房劳。

病位:肝、脾、肾。

辨证方法:脏腑辨证。

辨证结果:肝肾亏虚,精血不能濡养筋骨、经脉所致之痿证。

辨证依据:患者房事不节,摄生不慎,故有眩晕、耳鸣、遗精、尿频、腰膝酸软无力等肝肾精血亏虚的基础,复因炎暑,汗泄过多,突然发病,全身瘫软不能站立,乃肾虚导致。

3.该患者应采取哪种治疗方法,并写出治疗所需方药及用法。

治疗方法:补肝肾之精血,兼佐健脾收涩之品。

方药:龟鹿二仙胶加水陆二仙丹。

处方:鹿角胶 10 g　　　阿胶 12 g　　　龟板胶 20 g　　　熟地黄 20 g

　　　菟丝子 30 g　　　山萸肉 15 g　　　山药 20 g　　　金樱子 30 g

　　　芡实 15 g　　　肉苁蓉 15 g　　　黄芪 15 g　　　陈皮 6 g

用法:3 剂,水煎服。另用猪、羊、牛脊髓,炖汤服。

复诊:服上药后,肢体稍觉有力,但是仍不能行走,手仍握物无力。嘱其守上方再进 3 剂,另将上方药味 5 倍用量,共为细末,加牛、羊、猪脊髓适量,捣如泥,和为丸,9 g 重一粒。日服 3 次,每服 3 粒,空腹山楂煎水送服。服上药肢体渐觉有力,步履稳健。待尽剂后,康复如常,未再复发。

能力提升

1.该患者所患疾病与《中医内科学》痿证肝肾亏损证对比有何异同?

肝肾亏损导致的痿证多为日久迁延,渐见肢体痿软无力,尤以下肢明显,腰膝酸软,不能久立,甚至步履全废,腿胫大肉渐脱,遗精或遗尿,或妇女月经不调。治疗以补益肝肾,滋阴清热为主。代表方为虎潜丸。

本例患者由于房事不节,摄生不慎导致肝肾亏虚在前,复因夏暑炎热汗泄太过而急性发病,病势急骤,故治疗以血肉有情之品大补肝肾之精血,同时配合健脾收涩之品固涩精气。

2.本例患者治疗过程中使用的金樱子、芡实具有哪些作用?

金樱子味甘、酸、涩,性平。入肾、膀胱、大肠经,此处用之以收摄精气。芡实味甘性平,有益肾固精、补脾止泻的作用。二者合用有补肾固精、益气健脾之效。

案例二

李某,男,50 岁,商丘某县小学职工。于 1980 年 11 月 6 日初诊。

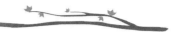

主诉:下肢瘫痪2个月。

现病史:素体虚弱,又因房劳过度,损伤肾精。2个月前自觉下肢软弱,不能步履,由某医院诊断为"癔病性瘫痪"。曾用暗示疗法,效果不显,又服药月余,仍未好转,方邀余会诊。

刻下症:下肢软瘫,不能站立,腰酸无力,食少便溏,面色不华。舌苔薄白,脉沉细。

（高体三、祁廷瑞整理）

考点训练

1. 请写出本例患者的中医病名、诊断依据及鉴别诊断。

疾病名称:痿证。

诊断依据:根据患者腰酸无力下肢软瘫,不能站立,可以诊断为痿证。

鉴别诊断:同本节"案例一"。

2. 分析该患者的病因、病位应该采取哪种辨证方法? 请写出辨证结果以及辨证依据。

病因:房劳。

病位:脾、肾。

辨证方法:脏腑辨证。

辨证结果:脾肾阳虚,精血不足。

辨证依据:患者脾肾阳虚,不能温煦,故腰酸无力,食少便溏,面色不华;脾肾阳虚则气血生化无源,经络失养,故有下肢软瘫,不能站立。舌苔薄白,脉沉细,亦为脾肾阳虚的表现。

3. 该患者应采取哪种治疗方法,并写出治疗所需方药及用法。

治法:补益脾肾,温通经脉。

方药:人参汤合真武汤加减。

处方:附子10 g　　　　干姜10 g　　　　党参15 g　　　　白术15 g
　　　桂枝10 g　　　　白芍15 g　　　　大枣10 g　　　　甘草10 g
　　　肉桂15 g　　　　茯神15 g　　　　补骨脂15 g

用法:水煎服。

二诊(1980年11月10日):上方服药3剂,扶助能走,食欲增加,但肢体软弱无力。脉舌同上。照上方加黄芪30 g,当归15 g。续服。

三诊(1980年11月25日):上方服药10剂,肢体有力,能自己行走,诸症减轻,脉较有力。照上方续服。

四诊(1980年12月3日):又服上药12剂,面色红润,肢体恢复正常。

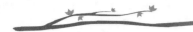

能力提升

1.该患者所患疾病与《中医内科学》痿证脾胃虚弱证对比有何异同?

脾胃虚弱导致的痿证多因脾胃虚弱、久病迁延精血亏虚所致,一般进展缓慢,肢体软弱无力多逐渐加重,同时伴有神疲肢倦、肌肉萎缩、纳呆便溏等症。治法以补中益气、健脾升清为主,代表方为参苓白术散。

本例患者为摄生不慎,房劳所致。起病较急,下肢软瘫,不能站立。依据舌苔薄白,脉沉细,诊断为脾肾阳虚之重症。因此治疗投以补益脾肾、温通经脉之剂。

2.本例患者治疗过程中使用的桂枝、白芍具有哪些作用?

桂枝辛甘温通,善于温阳散寒疏通经脉;白芍酸甘,擅养营血,此处二者合用有温阳散寒、养营通脉之效。

3.患者复诊时加黄芪、当归的原因是什么?

黄芪善于补气生血,当归善养血通脉,故患者复诊时加用黄芪、当归,有益气生血、滋养经脉的作用。

第十四节　痹证

案例

张某,男,20岁,河南省银行学校学生。于1978年10月5日初诊。

主诉:关节疼痛2年。

现病史:1976年冬天,患者感受风寒,开始肢体疼痛,逐渐发展到关节冷痛。经某医院久治不愈,反复发作。近来遇寒痛剧,而来求诊。

刻下症:关节冷痛,遇寒痛剧,屈伸不利,行走困难,食少便溏。面色萎黄。舌淡,苔薄白,脉弦细。

(高体三、祁廷瑞整理)

考点训练

1.请写出本例患者的中医病名、诊断依据及鉴别诊断。

疾病名称:寒痹。

诊断依据:依据患者关节冷痛,遇寒痛剧,屈伸不利,可诊断为寒痹。

鉴别诊断:与痿证相鉴别。

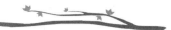

痹证因风、寒、湿、热等邪气侵袭肌腠经络、痹阻关节而致,故多有关节疼痛屈伸不利、活动受限等表现;痿证则以邪热伤阴,五脏精血亏损,导致经脉肌肉失养为患,故多见肌肉运动无力,但无关节疼痛。

2.分析该患者的病因、病位应该采取哪种辨证方法? 请写出辨证结果以及辨证依据。

病因:风、寒、湿。

病位:脾、肾、关节。

辨证方法:脏腑辨证、肢体经络辨证。

辨证结果:脾阳虚衰,寒湿阻滞经络。

辨证依据:患者脾阳虚衰,卫外失职,故寒湿邪气阻滞经络,导致关节冷痛,遇寒则剧,屈伸不利,行走困难。脾阳虚衰,不能运化水谷,故食少便溏,面色萎黄。舌质淡,舌苔薄白,脉弦细,亦为脾阳虚衰、寒湿阻滞经络的表现。

3.该患者应采取哪种治疗方法,并写出治疗所需方药及用法。

治法:补气健脾,温通经络。

方药:当归四逆汤合附子理中汤加减。

处方:

附子 10 g	桂枝 6 g	白芍 10 g	白术 10 g
当归 15 g	细辛 3 g	云苓 15 g	甘草 10 g
生姜 10 g	大枣 10 g	秦艽 10 g	鸡血藤 15 g

用法:5 剂,水煎服。1 日 3 次,饭后温服。

二诊(1978 年 10 月 12 日):上方服药 5 剂,食欲增加,关节冷痛减轻。但行走无力,脉象弦细稍有力。照上方加党参 15 g,黄芪 30 g。续服。

三诊(1978 年 11 月 7 日):上方服药 23 剂,关节冷痛愈,屈伸自如,走路有力,诸症消失。带药 5 付,巩固疗效,至今未发。

能力提升

1.该患者所患疾病与《中医内科学》痹证痛痹对比有何异同?

痛痹因寒邪较盛所导致,多见肢体关节疼痛剧烈,遇寒痛甚,得热痛减,局部皮肤有凉感;治疗多采用温经散寒、祛风除湿为主,代表方为乌头汤。

本例患者痛痹日久,除关节冷痛外尚有食少便溏、面色萎黄、脉弦细等脾阳虚不能运化水谷、气血亏虚的表现,因此治疗应温阳散寒、养血通络以止痛;益气健脾以扶正培本。

2.本例患者治疗过程中使用的秦艽、鸡血藤具有哪些作用?

秦艽味辛、苦,性平,有疏通经络、祛风除湿的功效。鸡血藤味苦、甘,性温,有活血补血、舒筋活络的功效。此处鸡血藤与秦艽配伍增强舒筋止痛的作用。

3.患者复诊时加党参、黄芪的原因是什么?

患者素有脾阳虚衰,经治疗后冷感消失说明寒邪已去,但肢体运动无力明显,因此加党参、黄芪以补益脾气,防止寒湿邪气再次入侵关节。

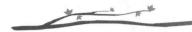

第十五节 热痹

案例

刘某,男,13 岁,学生。于 1979 年 1 月 3 日初诊。

主诉:反复发热 11 个月。

现病史:患儿反复发热 11 个月,曾在某医院住院治疗 3 个月,病情不见好转而出院。出院后体温一直不降,经常波动在 38 ~ 40 ℃。随后又出现肩、肘及膝关节疼痛,周身乏力,腰部困痛,尿黄量少。查抗链球菌溶血素"O"833 IU/mL。西医诊断为"风湿热"。经服中西药物,疗效不佳,而来我科就诊。

刻下症:发热出汗,四肢关节疼痛、微红,痛处有灼热感,行走困难,肩、臂及膝关节肿痛处可见到数个大小不等的红肿硬结,小便黄,量少。舌红苔黄,脉弦数。

(李鸣皋、梅维伦、顾天禄整理)

考点训练

1. 请写出本例患儿的中医病名、诊断依据及鉴别诊断。

疾病名称:热痹。

诊断依据:根据患儿四肢关节疼痛、微红,局部有灼热感,同时关节肿痛处可见到数个大小不等的红肿硬结,可诊断为热痹。

鉴别诊断:同第十四节相关内容。

2. 分析该患儿的病因、病位应该采取哪种辨证方法? 请写出辨证结果以及辨证依据。

病因:湿、热。

病位:肝、脾、肾、关节。

辨证方法:脏腑辨证、肢体经络辨证。

辨证结果:湿热蕴结,痹阻经络。

辨证依据:患儿湿热蕴结阻滞关节,故四肢关节疼痛、微红,局部有灼热感。湿热蕴结下注膀胱,导致气化失常,故小便色黄量少。舌红苔黄,脉弦数,均为湿热蕴结之象。

3. 该患儿应采取哪种治疗方法,并写出治疗所需方药及用法。

治疗方法:清热燥湿,宣通经络。

方药:四妙散加味。

处方:苍术 12 g　　　　黄柏 10 g　　　　牛膝 10 g　　　　薏苡仁 20 g

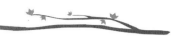

| 茵陈 10 g | 防己 10 g | 石韦 10 g | 板蓝根 15 g |
| 鱼腥草 15 g | 甘草 6 g | | |

二诊(1979 年 1 月 8 日):服上方 6 剂,发热减轻,出汗已止,四肢关节仍然肿痛,舌质红,脉弦已不数,热象已有所减。故守原方去板蓝根,加萆薢 15 g,增强祛风湿、利湿浊之效,连服 6 剂。

三诊(1979 年 1 月 15 日):体温已正常,关节肿疼减轻,但舌质仍红。原方加知母 10 g。连服 3 剂。

四诊(1979 年 1 月 18 日):关节红肿明显减轻,仅感腰部困痛。于上方中加杜仲炭 10 g。共服 9 剂。

五诊(1979 年 2 月 5 日):症状基本消失,关节红肿全消,行走如常人。查抗链球菌溶血素"O"在正常范围,体温 36.5 ℃。为巩固疗效,原方去石韦,加川芎 10 g。再服 3 剂,以善其后。

能力提升

1. 该患儿所患疾病与《中医内科学》风湿热痹对比有何异同?

湿热阻滞关节导致的热痹,多有肢体关节疼痛,活动不利,局部灼热红肿,可有皮下结节或红斑,多兼有发热、恶风、汗出、口渴、烦闷不安、尿黄、便干等症;治疗以清热通络、祛风除湿为主,代表方为白虎加桂枝汤。

本例患儿关节红肿疼痛伴发热,小便不利,既有湿热阻滞关节,同时又有湿热下注膀胱,因此治疗时以清热燥湿,利尿通便,配合宣通经络为治。

2. 本例患儿治疗过程中使用的防己、石韦具有哪些作用?

防己味苦,性寒,有清利下焦湿热疏通经脉止痛的作用。石韦味苦甘,性凉,有清热利尿的作用,二者与四妙散配合能够增强清热利湿、通脉止痛的作用。

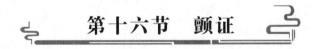

第十六节 颤证

案例

职某,女,50 岁,原南召县白土岗镇刘村人。于 1980 年 10 月 8 日初诊。

主诉:双手抽颤 15 天。

现病史:半月前从车上跌下,遂致头痛,两手抽颤,胸闷胁痛,夜间谵语神昏,食欲极差,靠静脉滴注葡萄糖溶液维持机体日常能量。曾多次在某医院医治无效,后来中医科就诊。

刻下症:面色㿠白,痛苦呻吟,气息低微,大便数日未行,腹中胀满。舌紫黯,苔厚,脉

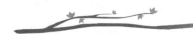

沉涩有力。

（张惠五、梅维伦整理）

考点训练

1. 请写出本例患者的中医病名、诊断依据及鉴别诊断。

疾病名称：颤证。

诊断依据：依据患者肢体摇动、颤抖，不能自制，可以诊断为颤证。

鉴别诊断：与瘛疭相鉴别。

瘛疭即抽搐，多见于急性热病或某些慢性疾病急性发作，抽搐多呈持续性，有时伴短阵性间歇，手足屈伸牵引，弛纵交替。部分患者可有发热、两目上视、神昏等症状。

2. 分析该患者的病因、病位应该采取哪种辨证方法？请写出辨证结果以及辨证依据。

病因：外伤。

病位：脑、胃。

辨证方法：脏腑辨证。

辨证结果：气滞血瘀。

辨证依据：患者跌伤导致脑部气滞血瘀，头部气血不通，则头痛不止，脑部气机逆乱，故两手抽颤。胸闷胁痛为跌伤之后瘀阻气机所致。由于心主血脉，血脉不通则心神难安，故夜间气血归于内，则现谵语神昏。

3. 该患者应采取哪种治疗方法，并写出治疗所需方药及用法。

治法：活血化瘀，清热安神。

方药：血府逐瘀汤加减。

处方：当归 15 g   生地黄 12 g   桃仁 10 g   枳壳 10 g

        牛膝 10 g   红花 8 g   赤芍 10 g   川芎 10 g

        桔梗 12 g   柴胡 10 g   麦冬 12 g   枣仁 15 g

        甘草 5 g   大黄 6 g（后下）

用法：3 剂。水煎服。

二诊（1980 年 10 月 11 日）：服后半日，自感肠鸣，随下暗紫血块许多。3 剂服毕，共泻 5 次，抽搐谵语即止，胸胁胀痛减轻，每餐能进稀粥 1 碗。仍宗前法去大黄。继服 3 剂，以行气化瘀。

三诊（1980 年 10 月 14 日）：舌转淡润，脉趋和缓，食欲增进，神清，但仍有胁下微痛及全身困痛之症。此乃气滞血瘀未尽之象。随用前方加减以疏理肝气、调理气血治之。

处方：当归 15 g   炒枳壳 10 g   牛膝 12 g   赤芍 12 g

        川芎 10 g   柴胡 10 g   香附 12 g   牡丹皮 10 g

用法：3 剂，水煎服。

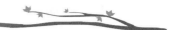

四诊(1980 年 10 月 16 日):症状基本消失,唯活动后气短心悸明显。此系邪去而气血未复之象。改用补中益气汤加五味子以善其后。服 3 剂而告痊愈。

能力提升

1.该患者所患疾病与《中医内科学》颤证痰热风动证对比有何异同?

痰热风动导致的颤证临床多表现为头摇不止,肢麻震颤,重则手不能持物,伴头晕目眩,胸脘痞闷,口苦口黏,舌苔黄腻,脉弦滑数。治疗以清热化痰、平肝息风为主,代表方为导痰汤合羚角钩藤汤。

本例患者肢体抽搐颤动乃跌伤后气血瘀滞,阻塞脉道,血瘀气逆,并走于上,扰乱心神所致,因此治疗以活血化瘀、清热安神之剂。

2.本例患者治疗过程中使用的桔梗具有哪些作用?

桔梗味苦性平,有化痰利咽的功效,此处使用桔梗目的在于升提气机,与枳壳配合一升一降调节气机,由于气为血之帅,气机恢复则血既不妄行,亦不瘀滞,可恢复如常。

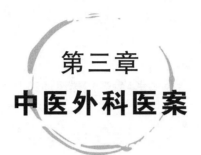

第三章
中医外科医案

第一节 流注

案例

赵某,女,25 岁,新野县王白村人。于 1981 年 6 月 4 日就诊。

主诉:左髋、右臂右大腿多处硬块 10 天。

现病史:10 天前左髋、右臂及右大腿外侧等处出现硬块,红肿拒按,疼痛难忍,高热恶寒,不思饮食。某医院以"急性风湿病"治疗无效。

刻下症:患者体温 40 ℃,面色潮红,左胯及右上臂和右大腿外侧红肿,触之有块,压之疼甚,口干不欲饮,便秘溲赤。脉数有力。

(李振华、梅维伦整理)

考点训练

1.请写出本例患者的中医病名、诊断依据及鉴别诊断。

疾病名称:流注。

诊断依据:根据患者四肢近端左髋、右臂及右大腿多处出现肿块,伴恶寒发热,疼痛剧烈,可以诊断为流注。

鉴别诊断:与环跳疽相鉴别。

环跳疽疼痛局限在髋关节部,可出现臀部外突,大腿略向外旋,患肢不能伸直和弯曲。患侧肢体漫肿,一般上延腰胯,下及大腿。流注则以肢体近端部位出现多个肿块为主要表现。

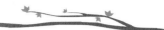

　　2.分析该患者的病因、病位应该采取哪种辨证方法？请写出辨证结果以及辨证依据。

　　病因:痰、热。

　　病位:经络。

　　辨证方法:脏腑辨证,经络辨证。

　　辨证结果:毒热壅遏,气血瘀滞。

　　辨证依据:患者热毒流注经络,煎灼津液,形成痰瘀肿块,故出现左髋、右臂和右大腿外侧红肿,触之有块,压之疼甚;同时痰热瘀毒互结,上熏头面,故有面色潮红,虽有口干,但瘀阻于内,故不欲饮;体温40 ℃,便秘溲赤,脉数有力,亦为热毒炽盛的表现。

　　3.该患者应采取哪种治疗方法,并写出治疗所需方药及用法。

　　治法:清热解毒,活血祛瘀,内外兼治。

　　方药:加味卫生汤。

　　处方:川羌活6 g　　　　制乳香6 g　　　　红花2 g　　　　沉香2 g

　　　　　石决明6 g　　　　白芷6 g　　　　　穿山甲10 g　　　金银花30 g

　　　　　连翘10 g　　　　大黄20 g　　　　　防风10 g　　　　花粉10 g

　　　　　当归10 g　　　　木鳖子6 g　　　　土元30 g　　　　牛膝10 g

　　　　　皂刺10 g　　　　甘草6 g　　　　　蒲公英15 g

　　用法:1 剂。水煎服。

　　外用方:白及30 g　　　明矾30 g　　　　石膏60 g　　　　青黛20 g

　　　　　　樟脑15 g　　　明雄30 g　　　　赤小豆60 g

　　用法:共为细末。米醋调敷患处,隔日一换。

　　二诊(1981 年6 月5 日):服药后症状有所好转。继服上药1 剂。

　　三诊(1981 年6 月6 日):疼痛减轻,红肿硬块明显缩小,饮食增加,体温38 ℃。舌苔淡黄,脉浮数。改服加味川羌麻黄汤(自拟方)透表清里,以解余毒。

　　处方:川羌活6 g　　　　麻黄2 g　　　　　防风10 g　　　　前胡6 g

　　　　　川芎6 g　　　　　白芷6 g　　　　　薄荷2 g　　　　　细辛2 g

　　　　　蔓荆子10 g　　　黄芩10 g　　　　　车前子6 g　　　　川牛膝10 g

　　　　　穿山甲10 g　　　秦艽10 g　　　　　茯苓10 g　　　　枳壳6 g

　　　　　石膏10 g　　　　甘草6 g

　　用法:2 剂。水煎服。外用药同上。

　　四诊(1981 年6 月8 日):硬块基本消失,局部隐痛,精神转佳。舌淡,脉数。改服加味五积散以消积化瘀散结。外用冲和膏以调气和血,化瘀行滞。

　　处方:当归10 g　　　　白芍10 g　　　　陈皮6 g　　　　　半夏6 g

　　　　　茯苓6 g　　　　　川芎6 g　　　　　白芷6 g　　　　　厚朴6 g

　　　　　干姜3 g　　　　　穿山甲10 g　　　苍术6 g　　　　　上油楂3 g

　　　　　牛膝10 g　　　　枳壳6 g　　　　　麻黄2 g　　　　　桔梗10 g

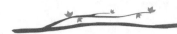

甘草6 g

用法:2 剂。水煎服。

外用冲和膏:紫荆皮30 g   独活30 g   白芷30 g   赤芍30 g

石菖蒲30 g

用法:共为细末。大葱白4 根,加水400 mL,烧开,取出葱白,再加清黄酒200 mL 熬之,调药末外敷。

五诊(1981 年6 月10 日):局部隐痛已减。继服上方5 剂。病告痊愈,至今未发。

能力提升

1. 该患者所患疾病与《中医外科学》流注病余毒攻窜证对比有何异同?

流注病余毒攻窜证多有疔、疮、痈、疖等皮肤软组织感染病史,因治疗不当或挤压之后导致热毒浸淫,多处蔓延,出现局部漫肿疼痛,一般多有壮热、口渴、神昏谵语等表现。治疗以清热解毒、凉血通络为主,代表方为黄连解毒汤和犀角地黄汤。

本例患者发病之初虽无明显的疮痈疔毒疖肿等软组织感染史,但根据患者肢体多部位出现硬结,红肿热痛明显,同时面色潮红,便秘溲赤,脉数有力,可知为热毒流注经络,煎灼气血津液,已成痰热瘀毒互结之势,故治疗以清热解毒、活血祛瘀为法,同时配合外治以增强清热散瘀、化痰消肿的作用。

2. 本例患者治疗过程中使用的白芷、木鳖子具有哪些作用?

白芷味辛,性温,此处使用具有消肿散结的作用。木鳖子味苦、微甘,性凉,有毒。此处使用有散结消肿、攻毒疗疮的作用。

3. 患者复诊时使用川羌麻黄汤的原因是什么?

患者在复诊时疼痛减轻,红肿硬块明显缩小,根据舌苔淡黄,脉浮数,可知患者热毒已消大半,因此去大黄、金银花清热解毒之品,使用川羌麻黄汤疏通经络气血,清解余热。

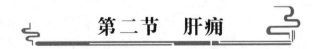

第二节　肝痈

案例

许某,男,45 岁,南阳市小周庄农民。于1975 年3 月15 日初诊。

主诉:发现肝脓肿半月。

现病史:患者于1975 年3 月初,某医院诊为"肝脓肿",随入该院,治半月无效,病情日益加剧,后转中医治疗,余接治后,西药全停。

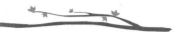

刻下症:面黄晦暗,骨瘦如柴,右胁疼痛拒按,发热,不思饮食,气短乏力,动则喘息。脉弱无力。每天肝旁穿刺抽出脓液 100 mL,患者极度衰弱。

(黄天锡、谢时娟整理)

考点训练

1. 请写出本例患者的中医病名、诊断依据及鉴别诊断。

疾病名称:肝痈。

诊断依据:患者右胁疼痛拒按,针刺可抽出脓液,伴发热,不思饮食,气短乏力,动则喘息,可诊断为肝痈。

鉴别诊断:与胁痛相鉴别。胁痛多为情志不遂、饮食不节、跌扑损伤等原因导致肝气郁结,或瘀血停着影响肝脏气机生发所致。而肝痈为热毒痰瘀流注脏腑所致,除了有胁痛之外,常有发热、恶寒等全身性症状。

2. 分析该患者的病因、病位应该采取哪种辨证方法? 请写出辨证结果以及辨证依据。

病因:热毒。

病位:肝、胆。

辨证方法:脏腑辨证,经络辨证。

辨证结果:热毒夹痰阻滞肝胆。

辨证依据:由面黄晦暗,骨瘦如柴,可知患者平素体质较差;加之右胁疼痛拒按,发热,局部抽出脓液,为热毒凝滞胁下,化腐成脓所致。因热毒熏灼,六腑气机不降,故不思饮食。

3. 该患者应采取哪种治疗方法,并写出治疗所需方药及用法。

治法:清热解毒,化痰消瘀,通络止痛。

方药:仙方活命饮加减。

处方:当归 15 g　　　穿山甲 10 g　　　乳香 10 g　　　没药 10 g
　　　金银花 15 g　　天花粉 10 g　　　浙贝母 10 g　　白芷 10 g
　　　陈皮 10 g　　　赤芍 12 g　　　　皂角刺 12 g　　黄芪 30 g
　　　黄酒(引)

二诊(1975 年 3 月 20 日):连服 5 剂,饮食倍增,神态复常,二便能自理,肝穿刺仅有少量(20 mL)脓液。

处方:当归 15 g　　　黄芪 8 g　　　穿山甲 10 g　　　浙贝母 10 g
　　　赤芍 12 g　　　皂角刺 15 g　　青皮 12 g　　　陈皮 12 g
　　　潞党参 15 g　　甘草 10 g　　　黄酒(引)

三诊(1975 年 3 月 25 日):上药连服 3 剂,肝穿刺已无脓液,血常规检查结果无异常,中西医会诊均认为病已痊愈,同意其出院。后历经走访,未见复发。

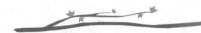

宛医流派医案选

能力提升

1. 该患者所患疾病与《中医内科学》胁痛病肝胆湿热证对比有何异同?

湿热壅滞肝胆,影响肝胆气机,可出现胁肋胀痛或灼热疼痛、剧痛,同时伴口苦口黏,胸闷纳呆,恶心呕吐。治疗以清热利湿为主,代表方为龙胆泻肝汤。

本例患者热毒夹痰阻于肝胆,故右胁疼痛拒按;因患者骨瘦如柴,可知平素体质较弱,复因热毒熏灼胆腑,六腑通降失序,故不思饮食,气短乏力,动则喘息,脉弱无力,均为热毒盛正气虚的表现。

2. 本例患者治疗过程中使用的黄芪具有哪些作用?

黄芪味甘,擅补脾肺之气,此处因患者气短乏力,动则喘息脉弱无力,故使用黄芪,意在合当归补气血,同时扶正托脓。

3. 患者复诊时减乳香、没药、金银花、天花粉、大贝、白芷的原因是什么?

由于复诊时患者胁痛已减轻,精神转佳,说明热毒已减,故去金银花;胁痛减轻意味着瘀阻已去,故去活血止痛的乳香、没药;同时穿刺发现脓液减少,故去化痰排脓的贝母、白芷、天花粉。

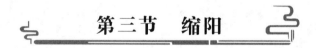

第三节　缩阳

案例

杜某,男,30岁,农民,邓州市张村。耽房事,持操劳。

主诉:同房后因如厕被寒,少腹拘急,阴囊上抽数日。

现病史:一夜同房后,如厕被寒,遂觉少腹拘急,阴囊上抽,惊骇不已,延数医俱不解为何病,施药罔效,因求余治。

刻下症:屈膝而卧,双手捧腹,面色㿠白,冷汗涔涔,惊恐不安。言其自觉少腹里缩,拘急难耐。令其松手祖腹,触之腹肌异常紧张,阴囊、阴器俱缩入,四肢冰冷。舌淡,苔薄白乏津,脉两尺数甚。

(赵玉亭、李浩澎整理)

考点训练

1. 请写出本例患者的中医病名、诊断依据及鉴别诊断。

疾病名称:缩阳。

52

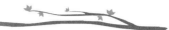

诊断依据:依据患者阴囊、阴器俱缩入腹内,上腹拘急疼痛,可以诊断为缩阳。

鉴别诊断:与疝气相鉴别。疝气多起病缓慢,单侧发生,表现为阴囊肿大,可触及光滑柔软的肿物,一般疼痛不明显,严重时多表现为坠胀不适。

2.分析该患者的病因、病位应该采取哪种辨证方法?请写出辨证结果以及辨证依据。

病因:寒邪。

病位:厥阴经。

辨证方法:经络辨证,脏腑辨证。

辨证结果:寒邪直犯厥阴。

辨证依据:厥阴经循行络阴器而入腹,由于寒邪直犯,故阴器收引缩入少腹,导致局部气机阻滞,故有拘急疼痛、四肢冰冷、冷汗淋漓等症。

3.该患者应采取哪种治疗方法,并写出治疗所需方药及用法。

治法:温经散寒,暖肝止痛。

方药:暖肝煎加减。

处方:当归10 g　　　　枸杞子10 g　　　小茴香10 g　　　乌药6 g

　　　沉香8 g　　　　　茯苓6 g　　　　　桂枝15 g　　　　白芍15 g

　　　生姜6 g

用法:嘱进2剂。1剂知,2剂已。后以肾气丸调理以善后,回访3年未发。

能力提升

1.本例患者治疗过程中使用的白芍具有哪些作用?

白芍酸甘,养阴血,此处使用白芍意在养阴舒筋止痛。

2.患者复诊时使用肾气丸的原因是什么?

患者寒邪直犯厥阴,出现缩阳的原因既与夜间外出受寒有关,又与摄生不慎、房劳伤肾有关。因此,在使用暖肝煎治疗缩阳之后,尚需肾气丸温肾补阳,以巩固治疗效果。

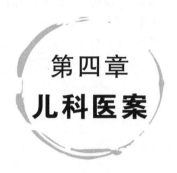

第四章 儿科医案

第一节 呕吐

案例

赵某,男,出生后 38 天,方城县石寨人。于 1963 年 5 月 10 日初诊。

家长代诉:呕吐 1 个月。

现病史:患儿出生后 2 天即发生喷射样呕吐,食入即吐,乳汁虽下难存,屡经治疗无效,满月 1 周后到某医院检查,诊断为"幽门狭窄"。建议手术治疗,家属畏而不用,后求余诊治。

刻下症:患儿营养甚差,发育不良,形体消瘦,精神不振,口唇干燥,大便数日 1 次,量少而黏。

(宋多峰、顾天录整理)

考点训练

1. 请写出本例患儿的中医病名、诊断依据及鉴别诊断。

疾病名称:呕吐。

诊断依据:患儿出生 2 天后即发生呕吐,食入即吐,呕吐物为乳食,据此可诊断为呕吐。

鉴别诊断:与溢乳相鉴别。

溢乳多为生理性,由于婴儿胃腔小且功能发育不健全,若哺乳过量或哺乳过急,吞咽过多空气所致,呕吐物为乳汁,多自口角溢出口外。而新生儿呕吐时,呕吐物多为乳

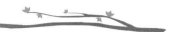

食,伴不消化食物残渣,从胃中上涌,甚至喷射而出,食入即吐,据此可与溢乳鉴别。

2. 分析该患儿的病因、病位应该采取哪种辨证方法? 请写出辨证结果以及辨证依据。

病因:胎垢郁积化热。

病位:胃、肠。

辨证方法:脏腑辨证。

辨证结果:胎垢郁热,积于胃肠,腑气不通。

辨证依据:六腑以通为用,不通则浊气上逆,从而出现呕吐,同时伴有大便数日1次,量少而黏。结合患儿口唇干燥,可知患儿胃肠中胎垢不化,积而成热,且有伤津之患。因此本例证属虚中挟实,虚实相兼,证情错杂。

3. 该患儿应采取哪种治疗方法,并写出治疗所需方药及用法。

治法:缓下通腑,清热养阴。

方药:小承气汤加减。

处方:大黄炭6 g　　　　枳实5 g　　　　山楂6 g　　　　藿香2 g

姜栀子5 g　　　　火麻仁5 g　　　　麦冬6 g

用法:1剂。水煎服。

二诊:服药后,病情大减,继服1剂。

三诊:呕吐已止。守上方再加陈皮5 g,川厚朴5 g,又服2剂。

四诊:胃纳转佳,病告痊愈。调理月余后,肌肉丰满,精神活泼。

能力提升

1. 该患儿所患疾病与《中医儿科学》呕吐病胃热气逆证对比有何异同?

胃热气逆所导致的呕吐多为乳食不消,蕴而化热,热积胃中,食入即吐,呕吐频繁,呕秽声洪;胃中未消化的食物夹腐浊之气上逆,则吐物酸臭;热盛伤津,则口渴多饮,面赤唇红;热扰心神则烦躁少寐;舌红苔黄、脉滑数、指纹紫滞为胃热气逆之象。其治法为清热泻火,和胃降逆,多用黄连温胆汤(《六因条辨》)加减治疗。本例患儿虽有胃肠积热,但病延日久,已出现形体消瘦、精神不振的表现,因此治疗中既要清除胃肠积热,同时应注意补益气津。

2. 本例患儿治疗过程中使用的姜栀子、藿香具有哪些作用?

栀子苦寒,善清三焦之热,姜汁炒之后可去其寒凉太甚伤及脾胃,又能清热和胃以止呕;藿香芳香化湿浊,和胃气以止呕。

3. 患儿复诊时加陈皮、厚朴的原因是什么?

复诊时,前方已有效,在前方基础上加陈皮能够增强和胃理气消胀的作用,加厚朴增强和降胃气的作用。

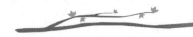

第二节　痿证

案例

李某,男,6岁,新野县王集镇人。

家长代诉:高热、抽搐后左侧肢体不利1年余。

现病史:1976年秋,患儿因高热、抽搐,以"流行性乙型脑炎"收住某医院,治后热退,抽搐止。但左侧肢体瘫痪,不能行走,屡治失验。于1977年秋邀余诊治。

刻下症:患儿手不能握,足不能履。四肢不温,食少,面色不华,舌淡,苔薄白,脉弱无力。

(张惠五、梅维伦整理)

考点训练

1. 请写出本例患儿的中医病名、诊断依据及鉴别诊断。

疾病名称:痿证。

诊断依据:患儿前期有感冒发热病史,左侧肢体痿软无力,符合痿证的临床表现。

鉴别诊断:与中风相鉴别。

中风,由于脏腑阴阳失衡,气血逆乱,导致痰瘀阻滞经络,出现一侧上、下肢偏废不用,常伴有语言謇涩、口舌歪斜,日久则患肢废用,可出现肌肉萎缩,多为实中夹虚。而痿证多为外邪侵袭,损伤脏腑精气,导致筋脉失养,肢体失用,一般不会影响神志或语言表达功能,二者据此可以鉴别。

2. 分析该患儿的病因、病位应该采取哪种辨证方法?请写出辨证结果以及辨证依据。

病因:温热邪气。

病位:脾、肾。

辨证方法:脏腑辨证。

辨证结果:脾肾阳虚,经络失于温煦。

辨证依据:根据患儿四肢不温,食少,面色不华,舌淡,脉弱无力,可辨为脾肾阳虚。脾阳主温煦四肢,四肢失于温养,故有左侧肢体瘫痪、手不能握、足不能履等表现。符合《素问·太阴阳明论篇》:"今脾病不能为胃行其津液,四肢不得禀水谷之气,气日以衰,脉道不利,筋骨肌肉,皆无气以生,故不用焉。"

56

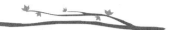

3.该患儿应采取哪种治疗方法,并写出治疗所需方药及用法。

治法:温补脾肾,益气生阳。

方药:桂枝加苓术附汤。

处方:桂枝10 g   白芍10 g   甘草3 g   茯苓10 g

     白术10 g   附片6 g   生姜8 片   大枣3 枚

服4 剂能扶杖缓行;服5 剂能活动玩耍;又服10 余剂固其效而告痊愈。半年后随访,肢体功能恢复正常,身体复康。

能力提升

1.该患儿所患疾病与《中医内科学》痿证病肝肾亏损证对比有何异同?

痿证肝肾亏损证多为痿证迁延日久,渐见肢体痿软无力,腰膝酸软,不能久立,甚至步履全废、腿胫大肉渐脱等症。治疗以补益肝肾、滋阴清热为主。代表方为虎潜丸。该患儿四肢不温,食少,面色不华,舌淡,脉弱无力,表现为脾肾阳虚气弱,因此治疗采用温补脾肾、益气生阳之法。

2.本例患儿治疗过程中使用的桂枝、白芍具有哪些作用?

桂枝通阳调卫,温通经络;芍药苦酸,养阴和营养血,二者相合治疗本病既可温通经络,调理营卫之效,又可辛甘相合化生阳气,以调和阴阳之功。

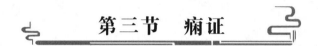

第三节 痫证

案例一

杨某,女,9 岁,唐河县少拜寺镇彭寨村人。于1979 年4 月2 日就诊。

家长代诉:短暂性意识丧失5 年,进行性加重。

现病史:患儿于4 岁时,发现有短暂性的意识丧失现象,近年来逐渐加重,不时发作。发作时昏不知人,两手握固,两目上视,口噤牙紧,时间持续5～30 分钟不等,发作过后则头疼剧烈,其他活动如常人。

(刘勇仙、梅维伦、顾天录整理)

考点训练

1.请写出本例患儿的中医病名、诊断依据及鉴别诊断。

疾病名称:痫证。

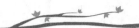

诊断依据:患儿发病时有昏不知人、两手握固、两目上视、口噤、牙关紧咬的表现,短时间内可以自行缓解,呈反复发作,符合痫证的临床表现。

鉴别诊断:与中风、厥证相鉴别。

①中风:痫证典型大发作与中风均有突然仆倒、昏不知人等症状,但痫证有慢性、反复发作史,发时口吐涎沫,两目上视,四肢抽搐,口中怪叫,可自行苏醒,醒后无半身不遂、口舌歪斜等症状;而中风无口吐涎沫、两目上视、四肢抽搐、口中怪叫等症状,醒后常有半身不遂等后遗症。②厥证:除见突然仆倒、昏不知人等症状外,还有面色苍白、四肢厥冷,而无痫证之口吐涎沫、两目上视、四肢抽搐和口中怪叫等症状,临床上不难区别。

2.分析该患儿的病因、病位应该采取哪种辨证方法?请写出辨证结果以及辨证依据。

病因:风、痰。

病位:肝、脾、肾。

辨证方法:脏腑辨证。

辨证结果:肝风挟痰随气上逆,扰乱神机。

辨证依据:痫证形成与心、肝、脾、肾等脏腑功能失调、阴阳失衡有关。脏腑气机逆乱,导致风、火、痰、瘀等邪气闭塞清窍,脑中元神失用而发病。该患者积痰内伏,一遇风火触动,则风痰上蒙清窍而发病,且病情迁延5年,正气已伤,目前呈虚实夹杂,虚多实少之证。

3.该患儿应采取哪种治疗方法,并写出治疗所需方药及用法。

治法:豁痰熄风,醒神开窍。

方药:定痫丸加川芎、黄柏(自拟方)。

处方:金礞石20 g　　猪牙皂角12 g　　贝母20 g　　姜半夏20 g
　　　郁金40 g　　　钩藤30 g　　　　石菖蒲30 g　　远志30 g
　　　天麻20 g　　　秦艽30 g　　　　茯神40 g　　　薄荷20 g
　　　蜈蚣3 条　　　川芎15 g　　　　黄柏15 g

用法:鲜绵羊肝1 具,熬水煮熟,除肉肝,将上药纳入肝汤中,再煎熬,以水尽为度。取药晒干研为细末,面糊为丸,如桐子大,朱砂为衣。每次服9 g,平时每日服1 次,发作时1 日服2 次,温开水冲服。

如法配制,上药共服4 剂,诸症俱平,病愈。随访至今,未再复发。

能力提升

1.该患儿所患疾病与《中医内科学》痫证肝肾阴虚证对比有何异同?

痫证肝肾阴虚多因痫证频发,导致脏腑精气虚衰,出现神思恍惚、面色晦暗、头晕目眩等表现,患者往往还伴有健忘失眠、腰膝酸软、大便干燥、舌红、苔薄白或薄黄少津、脉沉细数等症。治法以滋养肝肾、填精益髓为主,代表方为大补元煎。

该患儿癫痫呈间歇发作,发作后可恢复如常,有类似风邪的特性,同时未出现伤及肝

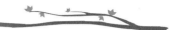

肾阴精的情况,故在治疗时以豁痰息风、醒神开窍为法。

2. 本例患儿治疗过程中使用的羊肝具有哪些作用?

因患儿癫痫日久,脏腑精气衰惫,故用羊肝一味,此品乃独具羊之膻味最厚,有辛窜透络之性,更取其同类相求,以羊肝补肝精,平息内风之功。故而与镇肝息风、豁痰安神之品制为丸剂,便于患儿长期服用。

案例二

曾某,男,9 岁,学生,住南阳市农机局。于 1979 年 2 月 17 日初诊。

现病史:患儿于 10 天前,被其兄在后脑部猛击一拳,当即打倒在地,昏迷数分钟,醒后惊笑几声,突然四肢抽搐,两手握固,牙关紧闭,两目上视,面色发绀,呼叫不应,持续 2 ~ 3 分钟后,开始慢慢苏醒,自此后经常头痛、抽搐,每天抽搐 3 ~ 4 次,每次发作数秒至数分钟。经某医院神经科诊为"脑震荡",但服药无效。

刻下症:舌质黯红,苔微黄,脉沉涩。

（李鸣皋、梅维伦、顾天禄整理）

考点训练

1. 请写出本例患儿的中医病名、诊断依据及鉴别诊断。

疾病名称:痫证。

诊断依据:根据患者间断多次出现四肢抽搐,两手握固,牙关紧闭,两目上视,面色发绀,呼叫不应,持续 2 ~ 3 分钟后,自行苏醒,可以诊断为痫证。

鉴别诊断:与癔症相鉴别。癔症发作一般多见于年长儿童,多有明显的精神刺激史。发作时抽搐动作无特定规律,常在引人注意的时间、地点发作。持续时长不固定,可数十分钟甚至数小时。无意识丧失、二便失禁,发作后能记忆。神经系统及脑电图检查无异常改变。暗示疗法可终止癔症性发作。

2. 分析该患儿的病因、病位应该采取哪种辨证方法? 请写出辨证结果以及辨证依据。

病因:瘀血。

病位:脑、肝、肾。

辨证方法:脏腑辨证。

辨证结果:瘀血内停,阻滞脉络。

辨证依据:患者因外伤后瘀阻脑窍,清窍失养,神机失用,故肝风暴张,出现四肢抽搐,两手握固、牙关紧闭、两目上视、面色发绀、呼叫不应等表现。舌质黯红,脉沉涩,亦是瘀阻清窍的表现。

3. 该患儿应采取哪种治疗方法,并写出治疗所需方药及用法。

治法:活血化瘀通窍。

方药:通窍活血汤加味。

处方:川芎 9 g   赤芍 12 g   红花 9 g   牛膝 10 g

        葛根 12 g   白芷 6 g   钩藤 12 g   炒酸枣仁 6 g

        菊花 10 g   麝香 0.15 g

用法:3 剂。水煎服。葱、姜、黄酒为引。

二诊(1979 年 2 月 19 日):服药后,诸症减轻,每日抽搐 1～2 次,持续时间短,约数秒,仍感头痛如针刺,舌脉同前。仍宗前法。原方加石决明 20 g。6 剂,水煎服。

三诊(1979 年 2 月 24 日):4 天来未发病,精神好转,头痛减轻,舌红苔黄,脉沉弦。药即对证,效不更方。原方去姜、葱,继服 6 剂,巩固疗效。

共服药 15 剂,症状消失。随访至今未再复发。

能力提升

1.该患儿所患疾病与《中医儿科学》痫证瘀痫证对比有何异同?

瘀痫多为产伤或脑外伤、感染等因素,导致脑部脉络受损,瘀血阻滞脑窍,故出现头痛头晕,意识模糊;瘀血阻络,筋脉失养,故抽搐,且抽搐部位及姿态较为固定;舌紫暗或有瘀点,脉涩,指纹沉滞,均为瘀血阻滞之象。治疗以活血通窍为法,代表方为通窍活血汤。

本例患儿因脑部外伤导致瘀阻清窍,神机失用,引动肝风发为痫证,因此治疗以通窍活血汤活血化瘀,加钩藤以平肝息风、缓解头痛。

2.本例患儿治疗过程中使用的钩藤具有哪些作用?

钩藤甘凉,有清热平肝、息风定惊的作用。此处使用可以起到平抑肝风、止痫,同时治疗头痛。

3.患儿复诊时加石决明的原因是什么?

石决明重镇降逆,有平肝潜阳、清热明目的作用,患者复诊时痫证发作减轻,但仍有发作,因此增加石决明以增强镇肝息风的疗效。

第四节　癃闭

案例

李某,女,3 岁。于 1980 年 8 月 20 日就诊。

代诉:患儿 3 日前随大人赴宴,贪食冷饮,致吐泻并发,身有微热,西医诊为"小儿急性胃肠炎"。经输液治疗,腹胀如鼓小便不利。症不缓解,前来我院就诊。

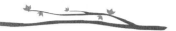

刻下症:患儿口渴,体温 38 ℃。舌苔不燥,指纹淡。乃中寒蓄水所致。

(段星三、段国兴整理)

考点训练

1.请写出本例患儿的中医病名、诊断依据及鉴别诊断。

疾病名称:癃闭。

诊断依据:根据患儿小便不利,腹胀如鼓可以诊断为癃闭。

鉴别诊断:与小儿水肿相鉴别。由于儿童肺、脾、肾三脏常不足,且肺、脾、肾三脏与水液代谢密切相关,因此水肿为小儿常见病证之一。但水肿多以头面、眼睑、四肢浮肿为特征,可伴小便短少。癃闭则以小便短少、小腹胀满为主要表现,一般无头面、眼睑、四肢浮肿。

2.分析该患儿的病因、病位应该采取哪种辨证方法? 请写出辨证结果以及辨证依据。

病因:水湿。

病位:肾、足太阳膀胱经。

辨证方法:脏腑辨证,六经辨证。

辨证结果:足太阳蓄水证。

辨证依据:患儿饮食不慎,导致外邪干犯胃肠出现吐、泻并作,脾胃之气受损。故经输液治疗后出现膀胱气化不利,表现为小便不利,腹胀如鼓,水饮阻滞不能向上输布,故口渴。结合舌苔不干燥、指纹淡可知此时水饮并未化热,仍可用温阳化气之法。

3.该患儿应采取哪种治疗方法,并写出治疗所需方药及用法。

治法:温阳化气,利水通便。

方药:五苓散加味。

处方:茯苓 9 g　　　　桂枝 6 g　　　　白术 8 g　　　　猪苓 6 g

　　　泽泻 6 g　　　　乌梅 6 g　　　　人参 6 g　　　　炮干姜 4 g

用法:服药 2 剂,小便通利,口渴愈,呕利止。后以香砂六君子汤善其后。

能力提升

1.该患儿所患疾病与《中医儿科学》水肿病脾肺气虚证对比有何异同?

水肿病肺脾气虚证多见于素体虚弱或者久病体虚的患儿。因肺脾两虚,水液代谢失常,故多见肢体浮肿;面色少华或苍白,易出汗,易感冒伴纳差,便溏等。

本例患儿因贪凉阴冷后出现吐泻交作,脾胃之气受损,加上输液治疗导致膀胱气化不利,水液停滞,故有此证。

2.本例患儿治疗过程中使用乌梅、人参具有哪些作用?

乌梅酸甘,能养阴生津,人参甘温能大补元气,此处乌梅、人参配合五苓散干姜使用

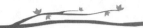

可以起到温阳化气,利水通便;同时酸甘化阴,有防止患儿五苓散加干姜后温燥太过导致阴液受损的作用。

3. 患儿复诊时使用香砂六君子汤的原因是什么?

香砂六君子汤由人参、白术、茯苓、甘草、陈皮、半夏、砂仁、木香组成,有益气补中、化痰降逆的作用,此例患儿吐泻之余,脾胃之气受损,因此使用香砂六君子汤补益脾胃,以资善后。

第五节　子病治母腹泻

案例

刘某,男,6月龄。于1978年6月5日就诊。

代主诉:反复吐奶、腹泻2月余。

现病史:患儿2个月来,时而吐奶,不断腹泻。外无寒热,身体逐渐消瘦,服中西药疗效不佳。

乳母刻下症:产期由于饮食不慎,数月来不时腹胀、腹痛、便溏,呕恶纳差,面黄,头晕乏力,口淡不渴,乳汁清薄。脉缓。

（段国兴、段星三、梅维伦、顾天录整理）

考点训练

1. 请写出本例患儿的中医病名、诊断依据及鉴别诊断。

疾病名称:腹泻。

诊断依据:依据患儿腹泻2月余、身体消瘦可以诊断。

鉴别诊断:与细菌性痢疾相鉴别。

细菌性痢疾急性起病,便次频多,大便有黏液脓血,腹痛明显,里急后重。大便常规检查可见大量脓细胞、红细胞,可找到吞噬细胞;大便培养痢疾杆菌阳性。

2. 分析该患儿的病因、病位应该采取哪种辨证方法? 请写出辨证结果以及辨证依据。

病因:阳虚。

病位:脾、胃。

辨证方法:脏腑辨证。

辨证结果:脾胃阳虚。

辨证依据:其乳母脾胃虚寒,乳汁清薄,故患儿长期进食之后亦出现腹泻、身体消瘦

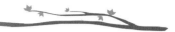

的脾阳虚弱证候。

辨证:乳母腹胀,腹痛,便溏,口不渴,呕恶纳差,脉弱,证属脾胃虚寒,纳运功能减弱,气血生化不足,因而面黄,头晕乏力,乳汁清薄。脉证合参,均系中焦虚寒而致,病属太阴。

3.该患儿应采取哪种治疗方法,并写出治疗所需方药及用法。

治法:益气温阳,健脾益胃。

方药:理中汤。

处方:党参 15 g　　　　焦白术 15 g　　　　干姜 15 g　　　　炙甘草 6 g

用法:水煎服。

二诊:乳母服药 6 剂,症情大减,患儿诸症亦渐向愈。后服理中丸 10 天,子母痊愈。家访 2 次,疗效巩固。

能力提升

1.该患儿所患疾病与《中医儿科学》腹泻病脾胃虚寒证对比有何异同?

腹泻病,脾胃虚寒证多由暴泻失治迁延形成。临床多以大便稀溏,色淡不臭为主要表现,同时伴有食欲减退,面色萎黄,形体消瘦,神疲倦怠等症。临床多采用健脾益气的方法治疗,代表方为七味白术散。

2.本例患儿腹泻为何其乳母服药后症状能够缓解?

由于患儿仅 6 月龄,以乳汁为食,其病因为其乳母乳汁清薄,同时患儿脾胃虚弱,常有吐奶现象,因此服药困难。故治疗其乳母,待乳母脾胃阳气恢复,乳汁滋润如常,患儿脾胃自然得养而泄泻自愈。

第六节　子病治母慢脾风

案例

钱某,男,7 月龄。于 1980 年 5 月 20 日就诊。

代主诉:腹泻 1 月余,呕吐、抽搐 3 日。

现病史:由于母乳不足,致患儿体质素弱,经常补充钙质奶粉。1 月余前患儿出现腹泻,时轻时重,身体逐渐消瘦。近 3 日来,由于感寒,忽然呕吐不止,频繁抽搐,手足蠕动,冷汗淋漓,体温低下。证属小儿慢脾风。

乳母刻下症:有胃溃疡病史,经常嗳腐吐酸,终日畏寒,口不渴。脉沉而微。

(段国兴、段星三、梅维伦、顾天录整理)

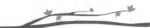

考点训练

1. 请写出本例患儿的中医病名、诊断依据及鉴别诊断。

疾病名称:慢脾风。

诊断依据:根据患儿四肢频繁抽搐、手足蠕动,同时伴有冷汗淋漓,体温低下,可以诊断为慢脾风。

鉴别诊断:与痫证相鉴别。

痫证有慢性、反复发作史,发作时以四肢抽搐、口吐白沫、两目上视、口中怪叫为特征;一般可自行苏醒。

本例患儿四肢抽搐,手足蠕动,但无口吐白沫、两目上视、口中怪叫等表现,因此可以鉴别。

2. 分析该患儿的病因、病位应该采取哪种辨证方法? 请写出辨证结果以及辨证依据。

病因:虚寒。

病位:脾、肾。

辨证方法:脏腑辨证。

辨证结果:脾肾阳虚,阳微欲绝。

辨证依据:患儿体质素弱,腹泻月余,脾气大衰,复感寒邪,导致肝风内动,故出现频繁抽搐,手足蠕动。患儿冷汗淋漓、体温低下,即脾胃阳气虚衰的表现。乳母胃纳欠佳,终日畏冷,脉微不渴,中宫阳虚,可知其奶不佳。患儿元气素弱,即吐且利,冷汗淋漓,阳气脱败,危在顷刻。急进温补重剂,以挽残阳。

3. 该患儿应采取哪种治疗方法,并写出治疗所需方药及用法。

治法:回阳救逆。

方药:桂附理中汤。

处方:肉桂 6 g   附子片 15 g   党参 15 g   白术 15 g
      干姜 15 g   炙甘草 6 g

用法:浓煎,母子同服,一昼夜连进 3 剂。阳气渐回,呕利渐止,搐亦渐停。继与香砂六君子汤以善其后。

能力提升

1. 该患儿所患疾病与《中医儿科学》慢惊风脾虚肝旺证对比有何异同?

慢惊风脾虚肝郁常发生于婴幼儿,多因久泻导致脾气虚弱,肝木失制,内风遂起,故四肢抽搐,但抽搐多无力,时作时止,伴精神萎靡、面色萎黄、纳呆便溏等症。

本例患儿腹泻 1 月余,脾气已伤,加上感受风寒,脾气更虚,肝气亢逆,故出现频繁抽搐,手足蠕动,伴冷汗淋漓、体温低下等脾阳大衰之象。

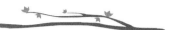

2. 本例患儿治疗过程中使用的附子具有哪些作用？

附子味辛、甘,性大热,有温阳散寒、回阳救逆、补火助阳的作用。此处与干姜、肉桂合用,温阳散寒、止泻作用更强。

第七节　子病治母喉瘖

案例

于某,男,8月龄。于1979年8月4日诊。

代主诉:喉病频发,时发时止。

现病史:患儿体质素壮,经常发生喉病。证见咳呛不宁,声音嘶哑,面赤唇红,身微热,虽经多次治疗,时发时止。为根治计,始动员乳母服药。

乳母刻下症:经常心烦,咽干而痛。

(段国兴、段星三、梅维伦、顾天录整理)

考点训练

1. 请写出本例患儿的中医病名、诊断依据及鉴别诊断。

疾病名称:喉瘖。

诊断依据:根据患儿长期反复声音嘶哑,咳呛不止,可以诊断为喉瘖。

鉴别诊断:与白喉相鉴别。白喉多因感染疫毒所致,具有较强的传染性,除了声音嘶哑外,尚有咳如犬吠、喉间白腐且不易擦除等症。喉瘖则单纯以声音嘶哑为主,可伴呛咳,但无喉间白腐等变化。

2. 分析该患儿的病因、病位应该采取哪种辨证方法？请写出辨证结果以及辨证依据。

病因:阴虚里热。

病位:肺、肾。

辨证方法:经络辨证。

辨证结果:肺肾阴虚,虚火上炎。

辨证依据:患儿声音嘶哑,咳呛不宁,依据面赤唇红、身微热,结合其乳母经常心烦、咽干而痛,可辨证为肺肾阴虚,虚火上炎。

3. 该患儿应采取哪种治疗方法,并写出治疗所需方药及用法。

治法:养阴清热。

方药:猪肤汤加减。

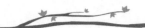

处方:猪皮(切),兑大米熬为汤,和白蜜温服。

用法:令乳母每日1次或2次服下均可。

二诊:药服3剂,母子二人病皆愈。

能力提升

本例患儿为何使用猪肤汤?

猪肤汤出自《伤寒论·辨少阴病脉证并治》篇:"少阴病,下痢,咽痛,胸满心烦者,猪肤汤主之。"由猪皮、白蜜、白粉(今多用大米替代)组成,此处使用有滋阴清热、利咽止痛的功效。

第八节　子病治母喉痹

案例

李某,男,10个月龄。于1978年4月8日就诊。

代主诉:咽红、口流涎3个月。

现病史:患儿体质素好。近3个月来,咽红,口流涎,性急躁扰,夜卧不安。屡服清热之剂,仍时轻时重,效果不显。

乳母刻下症:常感心热,烦躁易怒,失眠多梦,口燥咽干。脉细数。

（段国兴、段星三、梅维伦、顾天录整理）

考点训练

1. 请写出本例患儿的中医病名、诊断依据及鉴别诊断。

疾病名称:喉痹。

诊断依据:根据患儿咽红、口流涎,可以诊断为喉痹。

鉴别诊断:与乳蛾相鉴别。

乳蛾病位在喉核,常见喉核红肿,表面有脓点;喉痹的病位在咽部,多见咽红,可有点状突起,但喉核无明显红肿及脓点。即《喉科心法》所谓"凡红肿无形为痹,有形是蛾"。

2. 分析该患儿的病因、病位应该采取哪种辨证方法?请写出辨证结果以及辨证依据。

病因:情志。

病位:心、肾。

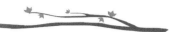

辨证方法:脏腑辨证。

辨证结果:阴虚火旺。

辨证依据:综观母子咽干口燥、脉细数,属于心肾阴虚,肾水不能济于心经,导致咽喉部失于濡润;心阴不足,心神失养,故性急躁扰,夜卧不安。

3.该患儿应采取哪种治疗方法,并写出治疗所需方药及用法。

治法:滋阴降火,交通心肾。

方药:黄连阿胶汤加减。

处方:川黄连6 g　　　　黄芩9 g　　　　白芍9 g　　　　阿胶9 g
　　　鸡子黄1枚(和服)

二诊:乳母服药3剂,诸症大减,子病亦渐向愈。

能力提升

1.该患儿所患疾病与《中医耳鼻喉科学》喉痹病肺肾阴虚证对比有何异同?

喉痹病肺肾阴虚证临床多见咽部干燥,灼热疼痛不适,午后较重,或咽部哽噎不利伴干咳、痰少而稠等症。临床治疗以滋养阴液、降火利咽为主,代表方为养阴清肺汤。

本例患儿母亲烦躁易怒,失眠多梦,口躁咽干,以心肾阴虚、虚火上炎为主,与肺阴伤者明显不同,故治疗时以滋阴泻火、交通心肾为主。

2.本例患儿治疗过程中使用黄连阿胶汤具有哪些作用?

黄连阿胶汤出自《伤寒论·少阴病脉证治》篇:"少阴病,得之二三日以上,心中烦,不得卧。"方中用苦寒之黄连、黄芩泻心火;酸甘之芍药配伍阿胶养血滋阴。佐以血肉有情之鸡子黄,上以养心,下以补肾。诸药相伍,使心肾交合,水升火降,则咽红疼痛自除,夜寐自安。

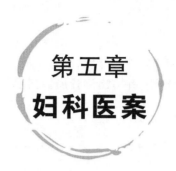

第五章
妇科医案

第一节 痛经

案例一

张某,女,21 岁,未婚,工人。于 1977 年 8 月 20 日就诊。

主诉:经来腹痛 3 年。

现病史:患者因经期淋雨,导致经来腹痛已 3 年,多方求治效果不佳。每次经来,小腹痛而有冷坠感。恶寒,恶心,月经量少,色暗,伴有血块。

刻下症:舌淡,苔白,脉沉细而涩。

(门成福整理)

考点训练

1.请写出本例患者的中医病名、诊断依据及鉴别诊断。

疾病名称:痛经。

诊断依据:患者腹痛 3 年,每次发作与月经来潮密切相关,同时伴有月经量、色、质的改变,因此可诊断为痛经。

鉴别诊断:与异位妊娠、肠痈相鉴别。

①异位妊娠:一般常有月经量突然减少,或不规则阴道流血,小腹突发疼痛,多数患者有停经史,实验室检查血 hCG 阳性,超声检查宫内无妊娠囊,宫旁有包块。②肠痈:上腹转至右下腹持续性疼痛,常伴发热、恶心呕吐等消化道症状,体格检查常有右下腹压痛、反跳痛、肌紧张等表现。

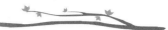

2. 分析该患者的病因、病位应该采取哪种辨证方法？请写出辨证结果以及辨证依据。

病因：寒邪。

病位：胞宫。

辨证方法：脏腑辨证。

辨证结果：寒邪客于胞宫，寒凝血脉。

辨证依据：患者淋雨后得病，寒邪客于胞宫，影响气血运行，胞宫失于温煦，血得温则活，遇寒则凝，故经行之时少腹坠痛，局部伴有凉感。月经量少，色暗，伴有血块为寒邪凝滞，经血不畅所致。

3. 该患者应采取哪种治疗方法，并写出治疗所需方药及用法。

治法：温经散寒，活瘀行滞。

方药：少腹逐瘀汤加味。

处方：官桂 12 g　　　炮姜 6 g　　　玄胡 15 g　　　小茴香 6 g
　　　没药 6 g　　　蒲黄 6 g　　　赤芍 9 g　　　灵脂 15 g
　　　当归 18 g　　　川芎 9 g　　　香附 24 g　　　丹参 30 g
　　　茜草 10 g　　　黑荆芥 6 g　　　红花 12 g　　　桃仁 12 g

用法：经前 5 天服，每日 1 剂，水煎，连服 7 付。

平时调理宜温经散寒，养血化瘀。方用温经汤加味。

处方：官桂 12 g　　　炮姜 6 g　　　当归 24 g　　　吴茱萸 6 g
　　　川芎 9 g　　　白芍 12 g　　　牡丹皮 9 g　　　阿胶 15 g(烊化)
　　　党参 24 g　　　麦冬 15 g　　　半夏 6 g　　　香附 18 g
　　　甘草 6 g　　　生姜 3 片(为汁)

用法：水煎，每日 1 剂。连服 23 日。

上二方连用 2 个月经周期，诸症全愈，数月后随访无差。

能力提升

1. 该患者所患疾病与《中医妇科学》痛经病寒凝血瘀证对比有何异同？

由于血得温则活，因寒邪客于胞宫，气血为寒邪所凝。月经来时胞宫气血汇集，被寒邪所凝滞，故不通则痛，出现经前及月经来潮时腹痛。本例患者经前腹痛，畏寒，月经量少，色暗，符合痛经寒凝血瘀证。

2. 本例患者治疗过程中平时用药和经期用药有何异同？

本例患者痛经为寒凝血瘀阻滞胞宫所致，在月经来潮时，气血凝滞是主要矛盾，因此用少腹逐瘀汤以活血化瘀，温经散寒以止痛；月经过后，气血转虚，此时当温散胞宫寒邪，调理脾胃以滋气血之源，故用温经汤温散寒邪，配伍党参，阿胶益气养血。

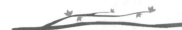

案例二

李某,女,31岁,已婚。于1975年3月求诊。

主诉:痛经10年,加重1月。

现病史:患者每于经行时少腹空痛,且有下坠感,伴有头晕,心悸,四肢不温、麻木。多方求治均罔效。

刻下症:面色苍白。舌淡,苔薄白,脉虚弱无力。

(门成福整理)

考点训练

1. 请写出本例患者的中医病名、诊断依据及鉴别诊断。

疾病名称:痛经。

诊断依据:根据患者经行时少腹疼痛,伴下坠感,可以诊断为痛经。

鉴别诊断:与异位妊娠相鉴别。

异位妊娠以腹痛为主症,但一般多为突发性腹痛,前期有月经量少,或不规则阴道流血,多有停经史。痛经则是月经前期或月经过程中出现,腹痛同时伴月经异常。

2. 分析该患者的病因、病位应该采取哪种辨证方法? 请写出辨证结果以及辨证依据。

病因:气血虚弱。

病位:胞宫,脾肾。

辨证方法:脏腑辨证。

辨证结果:气血虚弱,血海空虚,胞脉失养。

辨证依据:患者气血虚弱,加之经期气血外泄进一步加重气血亏虚,不荣则痛,故有经期少腹空痛,下坠。血虚不能荣养心神,故心悸,面色苍白,脉虚弱无力。

3. 该患者应采取哪种治疗方法,并写出治疗所需方药及用法。

治法:益气养血,通脉止痛。

(1)经前1周开始服。

方药:补中益气汤加味。

处方:

黄芪30 g	党参30 g	当归15 g	白术10 g
升麻3 g	柴胡6 g	甘草6 g	陈皮12 g
枳壳9 g	香附24 g	官桂10 g	益母草24 g
丹参24 g			

用法:水煎,每日1剂,连服5剂。

(2)月经后服,以调理气血为主。

方药:八珍汤加味。

处方：当归 15 g　　　　川芎 9 g　　　　白芍 15 g　　　　熟地黄 24 g

　　　党参 24 g　　　　白术 15 g　　　　云苓 15 g　　　　甘草 6 g

　　　黄芪 24 g　　　　丹参 24 g　　　　香附 12 g

用法：水煎，每日 1 剂，连服 12 剂。

上方连服 2 个月经周期，痛经未再复发。

能力提升

1. 该患者所患疾病与《中医妇科学》痛经病气血方虚证对比有何异同？

气血亏虚导致的痛经常见少腹隐痛，喜按，月经之后气血亏虚、胞宫失养，往往疼痛加重，伴头晕心悸、失眠多梦、面色苍白。本例患者符合痛经气血亏虚证。

2. 本例患者治疗过程中使用的枳壳具有哪些作用？

枳壳为行气药，有导气血下行的作用，此处与柴胡、升麻配伍形成调节升降的组合，引导气血下行以滋养胞宫。

3. 患者经期用方和经后用方有何异同？

患者因气血亏虚，故在经前以补中益气汤益气为主，加用益母草、丹参调经止痛；月经来后气血亏虚，故用八珍汤大补气血。需要注意的是女性月经前、月经时和月经后气血状态是不同的，因此要根据不同的状态选择合适的方药，才能取得事半功倍的效果。

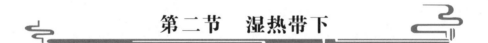

第二节　湿热带下

案例

梁某，女，44 岁，新野县赵岗县梁埠口村人。于 1977 年 3 月 24 日就诊。

主诉：带下显多 1 年余。

现病史：患"带下病" 1 年余，近半年来带下量多，如经来潮，其气臭秽，并伴腰背酸痛，心烦干呕，四肢倦怠乏力。

刻下症：患者面色㿠白。舌体胖嫩，质淡，苔黏腻，脉濡数。

（侯从周、梅维伦整理）

考点训练

1. 请写出本例患者的中医病名、诊断依据及鉴别诊断。

疾病名称：带下。

诊断依据：根据患者带下量多，其气臭秽，可以诊断为带下。

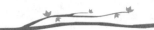

鉴别诊断:与生殖道癌相鉴别。

生殖道癌多因生殖道癌肿突入阴道,可见带下量多,赤白色或黄色淋漓,伴有臭味,可通过妇科相关影像明确诊断。

2.分析该患者的病因、病位应该采取哪种辨证方法?请写出辨证结果以及辨证依据。

病因:湿热。

病位:肝、肾。

辨证方法:脏腑辨证。

辨证结果:肝肾俱虚,湿热内蕴,肾气不固,热迫下焦。

辨证依据:患者湿热下注肝肾,导致带下量多,其气臭秽并伴腰背酸痛;湿热上蒸则心烦,干呕,四肢倦怠乏力。查患者面色㿠白,舌体胖嫩,质淡,苔黏腻,脉濡数。

3.该患者应采取哪种治疗方法,并写出治疗所需方药及用法。

治法:健脾补肾,除湿清热,固涩止泄。

方药:安冲汤加减。

处方:鱼鳔胶珠 15 g   茯苓 12 g   海螵蛸 12 g   茜草 8 g
　　　巴戟天 10 g   牡蛎 20 g   土茯苓 30 g   苦参 10 g
　　　白果 10 g

服药 3 剂,诸症大减。继服 3 剂,基本痊愈。后用六味地黄丸合泻肝丸善其后。

能力提升

1.该患者所患疾病与《中医妇科学》带下病湿热下注证对比有何异同?

患者湿热下注肝肾,损伤任带二脉,导致脾肾之精气不能内守,故下泻前阴而成带下之证,由于湿为阴邪重浊黏腻,易袭阴位,故带下频频,腰痛绵绵,迁延难愈;湿与热合,精气蒸而化腐故带下臭秽,舌苔黏腻,脉濡数,即为湿热之明征。

2.本例患者治疗过程中使用的鱼鳔胶珠具有哪些作用?

鱼鳔胶珠为石首鱼科动物大黄鱼、小黄鱼、黄姑鱼或鲟科动物中华鲟、鳇鱼等的鱼鳔。采集后阴干,蛤粉炒,待表面起泡如珠者,故名鱼鳔胶珠,味甘,性平。此例患者使用具有补肾益精、滋养筋脉的功效。

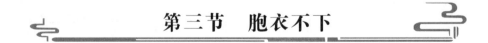

第三节　胞衣不下

案例

李某,女,41 岁,农民。于 1953 年 3 月初诊。

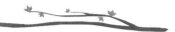

主诉:顺产后胞衣不下 10 小时。

现病史:患者足月顺产第五胎已 10 小时,胞衣不下,虽用针灸、中药(生化汤之类)、西药(药物不详)等多方医治,仍不效,而请余诊治。

刻下症:患者面色苍白,汗出甚多,呼吸无力,语声低微,闷瞀烦乱,躁动不安,手足欠温。询其产后出血量多,少腹微胀,按之有块。舌质黯,苔薄白,脉沉细无力。

(梅迅卿、梅维伦整理)

考点训练

1. 请写出本例患者的中医病名、诊断依据。

疾病名称:胞衣不下。

诊断依据:患者分娩后 5 小时胎盘不能自然分娩者,即可诊断为胎衣不下。

2. 分析该患者的病因、病位应该采取哪种辨证方法? 请写出辨证结果以及辨证依据。

病因:气血大虚。

病位:脾、肾。

辨证方法:脏腑辨证。

辨证结果:气血大虚,无力送胞外出。

辨证依据:素体虚弱,高龄产妇,出血过多,声低息弱,闷瞀,脉细无力,均属气血大虚而致,故前医用生化汤不效。

3. 该患者应采取哪种治疗方法,并写出治疗所需方药及用法。

治法:升阳举陷,活血下胞。

方药:举元煎合佛手散。

处方:黄芪 20 g　　　　红参 6 g(另包)　　焦白术 9 g　　　升麻 3 g

　　炙甘草 6 g　　　当归 15 g　　　　川芎 6 g

用法:1 剂。急煎予服。

服药后,精神似乎稍安。约 1 小时后,忽又烦躁不安。令其将头发入口作呕,干呕数声,胎衣随呕自下。

能力提升

1. 该患者所患疾病与《中医妇科学》胎衣不下病气虚证对比有何异同?

胎衣不下多因产妇素体虚弱,加上生产过程中耗气伤血,使冲任二脉更虚,故胞衣无力娩出。因此常伴有小腹坠胀,有包块,按之不硬,阴道流血量多,色淡有血块,精神疲乏等症,治疗使用益气养血、理气下胞之法,代表方为圣愈汤。

本例患者虽然同样为气虚导致的胎衣不下,但同时存在面色苍白、汗出甚多、呼吸无力、语声低微、闷瞀烦乱、躁动不安、手足欠温等中气虚极欲脱之象。细究其因乃产后中

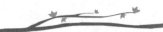

气大虚、浊气(胞衣)不降所致。故治疗当以补中益气,升提清阳,待清气升则浊邪自降。

2. 本例患者治疗过程中使用的黄芪、升麻具有哪些作用?

本例乃虚中夹实之证,但以虚(气虚)为本,实(胞衣)为标。举元煎乃为补中益气汤加减,大补中气,中气健旺浊邪自降。

3. 患者服药后烦躁不安的原因是什么? 为何用吐法后胎衣自下?

本例患者出现的胞衣不下,由中气大虚、清气不升、浊气不降所致。故用升麻配合黄芪、白术升提中气则清升而浊降,浊气降则腹中所存之胎衣自降也。用头发入口诱导呕吐的目的并非治疗上焦有形实邪,而是通过诱吐,可使肺气开泄,中气上升,浊气得以速降。胞衣随之可下,此法为梅迅卿老先生应用多年,屡屡奏效。

第四节　恶露不下

案例

涂某,女,22 岁,唐河县苍台镇宋湾村人。于 1971 年 5 月 15 日初诊。

主诉:产后恶露不行 3 天。

现病史:产后 3 天,咳嗽气喘,昼夜不安,汗出不止,饮食不进,恶露不行,治而无效,于产后 15 日邀余诊治。

刻下症:面色发绀,大喘不已,语声低微。体温 38.5 ℃。舌质稍紫黯,苔薄,寸脉浮滑,尺脉细弱。

(赵忠甫、梅维伦整理)

考点训练

1. 请写出本例患者的中医病名、诊断依据。

疾病名称:恶露不下。

诊断依据:根据患者产后 3 天恶露不下可以诊断。

2. 分析该患者的病因、病位应该采取哪种辨证方法? 请写出辨证结果以及辨证依据。

病因:寒邪。

病位:肺、胞宫。

辨证方法:脏腑辨证。

辨证结果:瘀血上壅,阻遏肺气,胞宫感寒,恶露不下。

辨证依据:患者产后 3 天,气血亏虚,复感外邪,导致冲任二脉受损在里,复感风邪于

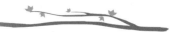

外,肺气壅滞,表里交困,故见发热,咳嗽气喘,昼夜不安,汗出不止,饮食不进。

3. 该患者应采取哪种治疗方法,并写出治疗所需方药及用法。

治法:大补元气,温经化瘀,逐血下行。

方药:扶正化瘀汤加味。

处方:党参30 g　　　　黄芪30 g　　　　当归15 g　　　　川芎10 g

　　　桃仁10 g　　　　红花10 g　　　　炮姜炭3 g　　　　款冬花12 g

　　　五味子10 g　　　焦山楂20 g　　　大枣5枚

用法:2剂,水煎服。

二诊(1971年5月17日):烦喘减轻,稍能平卧,体温正常,微有汗出,小腹隐痛,寸脉浮滑,尺脉较前有力。此乃元气初复,瘀血有下行之势。仍宗原方加牛膝20 g,补肾强筋,引瘀下行。继服2剂。

三诊(1971年5月19日):恶露已行,腹痛已止,能平卧,微有汗出,思食但食量较少。寸脉和缓,尺脉较前有力。元气虽复,败血仍需下行,宗原方继服4剂,诸症均除。以其产后气血亏损,大汗津伤,复予归脾汤加山药30 g,益气补血,健脾养心。连服4剂,其病告愈。

能力提升

1. 该患者所患疾病与《中医妇科学》恶露不行病寒凝血瘀型证对比有何异同?

寒凝血瘀导致的恶露不下,证见恶露甚少或不下,颜色紫暗,夹有瘀块,同时小腹疼痛拒按,按之痛甚,得热稍减,肢冷畏寒,舌质紫暗,脉沉紧。治宜温经散寒,活血化瘀,方选温经汤等。

本例患者胞衣不下在先,复感风邪在后,为气血亏虚,兼有风寒束肺之证。

2. 本例患者治疗过程中为何不用汗法仅用款冬花?

患者于产后气血大亏之后复感外邪,所致恶露不行,因有新产亡血之故,故不宜使用汗法。款冬花味辛甘,性温,此处使用有温肺下气、化痰止咳平喘之效。

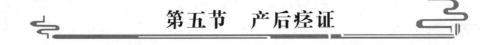

第五节　产后痉证

案例

孔某,女,26岁,邓县文曲尹洼村农民。于1981年10月4日初诊。

主诉:产后两手抽搐,五指紧撮1周。

自述现已产后58天,产时失血过多,产后恶露月余方止,近来自汗出。1周前用冷水洗衣,随致两手抽搐,五指紧撮,不用外力则难以分开,两肘屈不能伸,曾针灸不效。

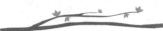

刻下症:患者面色萎黄。舌红,无苔,脉细弱。

(王廷敏、谢时娟整理)

考点训练

1. 请写出本例患者的中医病名、诊断依据及鉴别诊断。

疾病名称:产后痉证。

诊断依据:患者产褥期内遇冷后突然出现两手抽搐,可以诊断为产后痉证。

鉴别诊断:与产后子痫相鉴别。

产后子痫在产前多有肢体浮肿,面目浮肿,头晕目眩,以及高血压、蛋白尿等病史,发作时以抽搐、昏迷为主症,可资鉴别。

2. 分析该患者的病因、病位应该采取哪种辨证方法?请写出辨证结果以及辨证依据。

病因:血虚感受寒湿。

病位:肝、肾。

辨证方法:脏腑辨证。

辨证结果:产后血虚,阴虚有热,血不养筋,复受寒湿,诱发本病。

辨证依据:患者产后气血大虚,调养失宜,筋脉失养,加上复受寒邪,寒则收引,故出现四肢抽搐,根据病史及舌脉辨为血虚感寒之痉证。

3. 该患者应采取哪种治疗方法,并写出治疗所需方药及用法。

治法:养血除风,滋阴清热,舒筋活络。

方药:四物汤加味。

处方:当归15 g   生地黄12 g   白芍15 g   全蝎9 g

      蜈蚣3 条   木瓜15 g   鸡血藤15 g   菊花9 g

      钩藤12 g   防风9 g   黄芪20 g

用法:水煎内服。

上药服1剂抽搐止。服2剂手指较灵活。服3剂面色红润,诸症悉除,而病痊愈。

能力提升

1. 该患者所患疾病与《中医妇科学》产后痉病,阴血亏虚证对比有何异同?

产后痉病阴血亏虚证因产时或产后失血过多,亡血失津,筋脉失养,导致经脉拘急,表现为手足拘挛、头项强直、四肢抽搐等症,治疗以滋阴养血、柔肝息风为主,代表方为三甲复脉汤。

本例患者为产后血虚,复感寒邪所致,因此治疗应以养血除风、疏肝通络为主。

2. 本例患者治疗过程中使用的木瓜具有哪些作用?

木瓜味酸甘,性温,此处与鸡血藤配伍有养血通络、柔肝息风的作用。

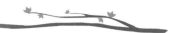

第六节　产后发热

案例一

杨某,女,38 岁,郭滩村本街人。于 1976 年 5 月初诊。

主诉:产后发热 7 天。

现病史:产后 7 天发热,体温 39.5 ℃,经用药数天无效而邀余诊治。患者发热,午后较重,恶露不下。舌苔薄稍白,脉浮数,重取脉滞弦涩。

(赵忠甫、梅维伦整理)

考点训练

1. 请写出本例患者的中医病名、诊断依据及鉴别诊断。

疾病名称:产后发热。

诊断依据:患者产褥期内发热,持续不退,可以诊断为产后发热。

鉴别诊断:与蒸乳相鉴别。

蒸乳发热一般常见于产后 3~4 天泌乳期,多见低热,可自行消失,属生理性发热。

2. 分析该患者的病因、病位应该采取哪种辨证方法？请写出辨证结果以及辨证依据。

病因:风寒。

病位:肌表。

辨证方法:脏腑辨证。

辨证结果:新产血虚,感受风寒,营卫不和,瘀血阻遏。

辨证依据:患者产后 7 天,气血亏虚之时,感受风邪,肌表营卫不和,故有发热,午后较重,同时伴恶露不下。舌苔薄稍白,脉浮数,可知为风寒并未化热。

3. 该患者应采取哪种治疗方法,并写出治疗所需方药及用法。

治法:扶正逐瘀,活血祛风。

方药:生化汤加味。

方药:黑荆芥 10 g	黑柴胡 15 g	黑山楂 20 g	党参 30 g
黄芪 30 g	当归 15 g	川芎 10 g	桃仁 10 g
红花 10 g	炮姜炭 3 g	大枣 5 枚	

用法:3 剂。水煎服。

复诊:服药后热退,体温正常,恶露行。气短心悸,四肢倦怠,六脉和缓无力。邪去正

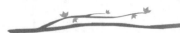

尚未复,治以补气养血,宁心安神。改服人参养荣汤调治,连服 4 剂而愈。

能力提升

1.该患者所患疾病与《中医妇科学》产后发病外感风寒证对比有何异同?

产后气血大虚,卫外阳气不固,腠理空虚,故风寒之邪易入,邪正交争于表,故有发热、身痛、头痛等症;肺气通于肌表,故常有咳嗽咳痰等症,治疗以养血祛风、散寒解表为主,代表方为荆芥四物汤加苏叶、防风。

本例患者产后发热既有血虚感寒的病变,同时应注意尚有恶露不行、气血因虚而滞的一面,因此在治疗时要益气养血,活血逐瘀,同时配合祛风散寒。

2.本例患者治疗过程中使用的黑荆芥具有哪些作用?

黑荆芥为荆芥炒炭后制成,炒黑后能入血分,疏散血分之风邪。

案例二

李某,女,32 岁,农民。于 1959 年 9 月 15 日初诊。

主诉:发热 5 日。

现病史:产后 2 日,因感风寒而发寒热往来,周身困疼。后住某医院,曾用青、链、红、金霉素等 5 日,体温仍波动在 37.8~40.1 ℃。无奈出院并邀余诊治。

刻下症:患者面色虚浮萎黄,呈急重病容。寒热往来(体温 39 ℃),微有汗出,周身关节酸楚疼痛,恶露已下,但量减少。少腹疼痛,胸胁苦满,默默不欲食,口苦咽干,但不欲饮水。舌质黯、苔薄白,脉弦细数无力。

（梅迅卿、梅维伦、梅淑敏整理）

考点训练

1.请写出本例患者的中医病名、诊断依据及鉴别诊断。

疾病名称:产后发热。

诊断依据:产褥期内出现发热,持续不退,可以诊断为产后发热。

鉴别诊断:乳痈发热多见于产后哺乳期,因乳汁蕴积,郁而发热,伴乳房局部胀满红肿疼痛等症,甚则化腐成脓。

2.分析该患者的病因、病位应该采取哪种辨证方法?请写出辨证结果以及辨证依据。

病因:风寒。

病位:少阳。

辨证方法:六经辨证。

辨证结果:新产血虚,瘀血内阻,复感风寒,邪热瘀结,营卫不和,而致发热。

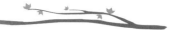

辨证依据:患者产后气血亏虚,摄生不慎,邪入少阳,影响表里气机往来,故出现恶寒与发热交替,伴有汗出,周身关节酸楚疼痛。少阳枢机不利,故胸胁满闷,默默不欲食,口苦咽干,但不欲饮水。

3.该患者应采取哪种治疗方法,并写出治疗所需方药及用法。

治法:养血活血,和解少阳。

方药:小柴胡汤合生化汤加减。

处方:醋柴胡 12 g　　　酒黄芩 9 g　　　姜半夏 6 g　　　党参 12 g

　　　酒当归 9 g　　　酒白芍 9 g　　　黑姜 6 g　　　黑荆芥 9 g

　　　红花 6 g　　　焦山楂 15 g

用法:2 剂。水煎服。

二诊(1959 年 9 月 17 日):上方服后,恶露已行,少腹痛减,恶寒发热均轻,体温38 ℃。面赤,汗出,微喘,脉虚大无力。仍宗原方加黄芪 20 g,熟附片 9 g。续 2 剂。水煎服。

三诊(1959 年 9 月 19 日):服上方喘、汗已消,发热明显好转,体温降至 37.5 ℃。精神转佳,饮食增加,但仍感身痛乏力,微汗出。舌苔薄,脉虚缓无力。宜益气养血为法。

处方:当归 15 g　　　酒白芍 9 g　　　川芎 6 g　　　醋柴胡 9 g

　　　党参 12 g　　　秦艽 9 g　　　鸡血藤 30 g　　　黄芪 12 g

　　　桂枝 6 g　　　甘草 6 g　　　生姜 6 g　　　大枣 5 枚

2 剂服后诸症尽除。

能力提升

1.该患者所患疾病与《中医妇科学》产后发热病外感风热证对比有何异同?

妇人产后气血俱虚,易感外邪,感受风热之后,因热郁肌表多出现发热、微汗出、头痛等症。治疗以辛凉解表、疏风清热为主,代表方为银翘散。

本例患者除了发热汗出之外尚有胸胁苦满、默默不欲食、口苦咽干等热郁少阳的病变,故治疗以养血活血为法,兼以和解少阳。

2.本例患者治疗过程中使用焦山楂具有哪些作用?

焦山楂乃生山楂炒制,此处用之可以和瘀开胃进食。

3.患者复诊时加黄芪、熟附片的原因是什么?

因复诊时患者喘、汗并见,乃恶露已行,阴血虚甚,浮阳外越之象,故加黄芪、附子,益气敛阳,以防阴竭阳脱。

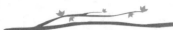

第七节 产后小便不通

案例

李某,女,28岁,唐河县郭滩镇王张营村人。于1958年11月秋初诊。

主诉:产后小便不通数日。

现病史:产后数日,小便点滴不下,少腹胀满疼痛,拒按,每天须导尿数次。导尿后暂时缓解,稍时不导则坐卧不安。屡服利尿药物治疗无效而请余诊治。

刻下症:面色虚浮,痛苦呻吟,心烦,坐卧不安,少腹胀坠疼痛,恶露已行,但量极少。舌质淡,苔薄,脉虚缓无力。

(赵忠甫、梅维伦整理)

考点训练

1. 请写出本例患者的中医病名、诊断依据及鉴别诊断。

疾病名称:产后小便不通。

诊断依据:患者产后出现排尿困难,点滴不下,可以诊断为产后小便不通。

鉴别诊断:与产后泌尿系结石相鉴别。

产后泌尿系结石导致的小便不通,除小便排出障碍外多伴有腹痛、尿道刺激征,可采用现代影像学检查进行鉴别。

2. 分析该患者的病因、病位应该采取哪种辨证方法?请写出辨证结果以及辨证依据。

病因:产后气血大虚。

病位:脾、肾、膀胱。

辨证方法:脏腑辨证。

辨证结果:此乃产时努力伤气,气血耗伤,气虚下陷,膀胱气化不行。

辨证依据:产后小便不通的辨证重在全身症状及舌、脉以别虚实。小便点滴而下者,注意小便的色、质,患者产时失血耗气,以致气血耗伤,肺脾之气不足,无力通调水道,转输水液,膀胱气化不利,故产后小便点滴不下,少腹胀坠疼痛,面色虚浮、恶露量少,舌质淡苔薄,脉虚缓无力均为气血不足之征。

3. 该患者应采取哪种治疗方法,并写出治疗所需方药及用法。

治法:益气补脾,兼以行水。

方药:补中益气汤加味。

处方:党参 30 g　　　黄芪 30 g　　　白术 9 g　　　当归 9 g
　　　升麻 6 g　　　　柴胡 6 g　　　　陈皮 6 g　　　车前子 15 g(另包)
　　　蝉蜕 15 g　　　　甘草 3 g　　　　生姜 6 g　　　红枣 3 枚

用法:3 剂。水煎服。

复诊:服药 1 剂,症状悉减,小便较前通利,少腹胀坠疼痛明显好转。待 3 剂服完,诸症悉除。为巩固疗效,防止复发,继服 3 剂而彻底痊愈。

能力提升

1. 该患者所患疾病与《中医妇科学》产后小便不通病气虚证对比有何异同?

妇女产后肺脾气虚,不能通调水道,水湿凝滞膀胱所致,症见小便排出不利,少妇拘急疼痛,同时伴有精神萎靡,气短懒言,治疗以益气生津、宣肺利水为主,代表方为补气通脬饮。

本例患者产后肺脾气血亏虚,不能通调水道,水湿下聚膀胱,无力排出,故有小便不通,少腹胀坠疼痛;舌质淡苔薄,脉虚缓无力,为气血亏虚的表现。

2. 本例患者治疗过程中使用的蝉蜕具有哪些作用?

蝉蜕味甘咸、性凉,此处使用有解热除烦的作用。

第八节　不孕证

案例

张某,女,29 岁,郑州某学院职工。

主诉:已婚未孕 3 年。

现病史:患者已婚 3 年未孕,曾经西医检查,发现子宫发育过小,它无异常。经行 1 ~ 2 天即净,间或点滴而过,其色暗红,神疲纳差,头晕目眩,小腹隐痛,腰膝酸软无力,形寒四肢欠温,小便清长,夜尿频数。舌淡,苔薄白,脉沉细弱。

(门成福整理)

考点训练

1. 请写出本例患者的中医病名、诊断依据及鉴别诊断。

疾病名称:婚后不孕。

诊断依据:患者未避孕,与配偶同居 3 年未曾妊娠,据此可诊断为不孕。

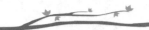

鉴别诊断:不孕症应与暗产相鉴别。暗产是指早孕期,胚胎初结而自然流产者。此时孕妇尚未有明显的妊娠反应,一般不易察觉而误认为不孕。《叶氏女科证治·暗产须知》曰:"惟一月堕胎,人皆不知有胎,但谓不孕,不知其已受孕而堕也。"通过BBT、早孕试验及病理学检查可明确。

2.分析该患者的病因、病位应该采取哪种辨证方法?请写出辨证结果以及辨证依据。

病因:肝肾不足。

病位:脾、肾、胞宫。

辨证方法:脏腑辨证。

辨证结果:先天不足,冲任不充,胞脉空虚。

辨证依据:患者因先天肾气故子宫发育过小,肾精不足难以化血,故冲任不充,表现为月经量少,甚则点滴而过,胞脉精血空虚犹如荒旱之地难生草木,故而难以受孕。

3.该患者应采取哪种治疗方法,并写出治疗所需方药及用法。

治法:补脾肾,调冲任,通经络,正值月经适静,当以调补为主,稍事活瘀。

方药:四物汤合二仙汤、五子衍宗丸化裁。

处方:熟地黄30 g　　　　当归24 g　　　　白芍15 g　　　　川芎9 g

仙茅24 g　　　　仙灵脾24 g　　　　菟丝子30 g　　　　五味子12 g

枸杞子15 g　　　　覆盆子15 g　　　　首乌30 g　　　　丹参30 g

益母草30 g　　　　怀牛膝15 g　　　　白术15 g　　　　茯苓30 g

用法:每日1剂,连续服20剂,待下次月经来潮前2日,服用桃红四物加减。

处方:桃仁15 g　　　　红花24 g　　　　川芎9 g　　　　赤芍15 g

三棱15 g　　　　莪术15 g　　　　益母草30 g　　　　丹参30 g

牛膝12 g

用法:每日1剂,水煎服,6剂。

上二方共用药6个月,月经正常,不久即孕,后产1子,现已2岁,发育良好。

能力提升

本例患者治疗过程中月经期用药和月经后用药有何不同?

本例患者不孕乃先天不足所致,故当温润填精为法。但脾胃为后天之本,培补脾胃可以使气血生化有源,气血充足,则冲任脉通,月事以时下,故能妊子。对于不孕证,采用月经后期补益脾肾,经脉渐充。精血既充,月事欲来之时,投活血通经之剂,以开塞通闭,畅通胞脉。俟月事复常,自可获孕育之能。

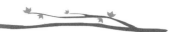

第九节　癥瘕

案例一

王某,女,46 岁,油漆工人。于 1969 年就诊。

主诉:少腹积块如孕 8 年。

现病史:患者于冬季正值经期受风寒而患病。初经水时断时续,而腹痛时轻时重,少腹积块逐渐长大,形如怀子,时已 8 年。经南阳地区某医院检查,确诊为"子宫肌瘤"。

刻下症:面黯,消瘦,腹痛,纳差,午后发热。舌质黯红,边面有瘀点。脉沉涩,触诊肿块 10 cm×7 cm,坚硬而痛。

（刘福增、谢时娟整理）

考点训练

1. 请写出本例患者的中医病名、诊断依据及鉴别诊断。

疾病名称:癥积。

诊断依据:患者少腹结块,触之有形,固定不移,推之疼痛,同时伴有月经不调等症,据此可以诊断为癥积。

鉴别诊断:与胃痞、鼓胀相鉴别。

①胃痞:胃痞多因情志失调导致气滞痰阻,出现胃脘部或腹部胀满,但常无包块可触及;而癥积除腹部胀满外,尚可扪及腹内有积块,推之不移,且多有疼痛。②鼓胀:鼓胀亦可出现腹满、腹部肿胀等症,但鼓胀多为肝、脾、肾三脏受损,气、血瘀、水液停滞腹中,每于胁下可触及肝脾大,二者可以据此鉴别。

2. 分析该患者的病因、病位应该采取哪种辨证方法?请写出辨证结果以及辨证依据。

病因:瘀血。

病位:胞宫。

辨证方法:脏腑辨证。

辨证结果:气滞血瘀,阻滞胞宫。

辨证依据:患者腹内肿块,质地坚硬,推之疼痛,符合瘀血凝滞胞宫、气血凝滞的表现。同时面色黯,舌质黯红,边面有瘀点,脉沉涩,符合气滞血瘀的表现。

3. 该患者应采取哪种治疗方法,并写出治疗所需方药及用法。

治法:活血祛瘀,行气止痛,寒热并用,缓下其癥。

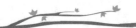

方药:桂枝茯苓丸合失笑散加味。

处方:桂枝10 g 茯苓15 g 牡丹皮15 g 桃仁10 g
　　　赤芍10 g 当归15 g 川芎10 g 五灵脂10 g
　　　蒲黄10 g 黄连10 g 干姜10 g 甘草6 g

用法:水煎服。

二诊:服上药39剂后腹疼已止。前方去灵脂、蒲黄,加党参15 g,鳖甲20 g。嘱其再服。

三诊:服上药30剂后,近半月来下少量瘀血小块。瘀久血凝,脉络阻闭,只宜缓图,不可急取。前方加牡蛎、瓦楞子各20 g,助软坚消块之力。

四诊:又服40剂,肿块已软,不断下紫黑色瘀血条块。癥块已化,胃气已复,瘀血将去。前方加大黄、厚朴、枳实各10 g。嘱其再服。

五诊:服药10剂,喜见正常经色,面色有华,精神爽快,瘀血已去,新血已生,癥块已消,气机已通,但脉细弱。改服八珍汤20剂,双补气血而痊愈。追访12年未复发。

能力提升

1. 该患者所患疾病与《中医妇科学》癥瘕病寒凝血瘀证对比有何异同?

癥瘕病寒凝血瘀证因寒邪凝滞于冲任、胞宫,日久导致痰瘀互结而成,多伴有月经后期,经行腹痛、经色暗淡、有血块等症。治疗以温经散寒、祛瘀消癥为主,代表方为少腹逐瘀汤。

本例患者腹部肿块已经8年,年久日深,寒邪凝滞气血,化瘀生痰结聚少腹,同时伴有消瘦、纳减,乃脾胃气虚、纳化不及,导致新血不生,机体失养所致,故治疗时不仅要活血化瘀,还要调理脾胃培补后天。

2. 本例患者治疗过程中使用黄连、干姜具有哪些作用?

黄连味苦、性大寒,善于清热;干姜味辛、性大热,善于温中,二者配伍一寒一热,阴阳互用,此处使用有调节脾胃功能的作用。

3. 患者复诊时加牡蛎、瓦楞子的原因是什么?

牡蛎、瓦楞子味咸,此处用之有软坚散结、以癥积消散的作用。

案例二

李某,女,67岁。于1980年10月就诊。

主诉:左腹肿块年余,疼痛加剧。

现病史:患者左腹肿块年余,近来疼痛加剧。经南阳地区某医院检查,诊为“肾前肿瘤”,肿块23 cm×12 cm×8 cm(与左肾连)。后经某军区医院检查,结果相同。约其手术,思者畏作手术而求服中药。

刻下症:面色淡黄,神疲体倦,痛点不移,触诊坚硬不动,有压痛。舌质紫黯,脉沉细。

(刘福增、谢时娟整理)

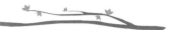

考点训练

1. 请写出本例患者的中医病名、诊断依据及鉴别诊断。

疾病名称:癥积。

诊断依据:依据患者左腹部肿块,按之有形,触之坚硬,压之疼痛,可以诊断为癥积。

鉴别诊断:与聚证相鉴别。

聚证多以腹中气滞,聚散无常,聚时有块,散时无形,攻窜胀痛,位置多变而不定,常因情志刺激而加重,时发时止。癥积则常有局部肿块,位置固定不移,触之多痛,与聚证有所不同。

2. 分析该患者的病因、病位应该采取哪种辨证方法? 请写出辨证结果以及辨证依据。

病位:肝经、脾经。

辨证方法:脏腑辨证。

辨证结果:情志所伤,寒温不节,脾失健运,湿浊阻滞经络,气血凝滞成块。

辨证依据:患者由于脾失健运,故面色淡黄,神疲体倦。脾虚痰湿壅盛,阻滞左腹局部,导致气滞血凝形成肿块,表现为腹部痛点不移,触诊有块,坚硬不动,伴压痛。患者舌质紫黯,为气滞血瘀的表现。

3. 该患者应采取哪种治疗方法,并写出治疗所需方药及用法。

治法:健脾化浊,祛瘀消癥。

方药:桂枝茯苓丸合金铃子散加减。

处方:党参10 g　　白术10 g　　茯苓15 g　　桂枝10 g
　　　桃仁10 g　　半夏20 g　　陈皮10 g　　赤芍10 g
　　　川楝子10 g　元胡10 g　　黄连10 g　　甘草6 g

二诊:服上药6付后腹痛已止,饮食增加,上方继服。

三诊:又服6剂,肿块已软,精神好转,已能抱孩子活动。效不更方,嘱其再服。

四诊:又服9剂,肿块已消,面色红润有华。观其舌紫黯已退,质红、苔薄白,诊其脉细弱而缓。癥积已去,胃气已复,再服八珍汤,双补气血以善其后。随访1年无异常变化,已参加家务劳动。

能力提升

1. 该患者所患疾病与《中医内科学》癥积病正虚瘀阻证对比有何异同?

癥积病正虚瘀阻证多因癥积日久、气血渐衰所致,表现为积块坚硬,疼痛明显。同时伴有面色萎黄或黧黑,饮食减少,神疲乏力等症。治疗以补益气血、活血化瘀为大法,代表方为八珍汤。该例患者腹部癥积疼痛明显,同时面色淡黄,神疲体倦,由此可知患者目前虚实夹杂,虚实各半,因此需消补兼施,待痰瘀渐消、正气尚未复元时,再事补益气血方为上策。

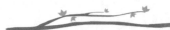

2. 本例患者治疗过程中使用的川楝子、元胡具有哪些作用？

川楝子味苦、性寒,入肝经,有疏理肝气、清泻肝火的作用;元胡味苦、性温,擅长行气活血而止痛。两味药配伍能够疏肝理气,活血止痛,同时清泻肝火郁热。

案例三

张某,女,47岁,郑州客车厂工人。于1976年5月12日初诊。

主诉:腰酸腹痛4年。

现病史:患者腰酸腹痛4年,近1年来,饮食量减,形体消瘦,少腹左侧疼痛阵作,病逐渐加剧。经河南省某医院妇科检查,诊为"左侧卵巢囊肿"。因惧手术治疗,特求余诊治。

刻下症:患者左下腹痛,小腹坠胀,身无寒热,触之痛处有一拳头大的肿块,稍硬。常感头晕心悸,且目眶青紫,面黯不泽,形体消瘦,食欲欠佳,心烦失眠,善太息,四肢困乏无力。舌尚正常,脉弦细而数。

既往史:10年前曾产一女孩,后未避孕并无再孕。近半年来,月经超前,经期6天以上,且色紫有块,腰痛不舒。

(赵清理、赵安业、赵体浩整理)

考点训练

1. 请写出本例患者的中医病名、诊断依据及鉴别诊断。

疾病名称:癥积。

诊断依据:根据患者左下腹痛,小腹坠胀,触之痛处有一拳头大的肿块,稍硬可以诊断为癥积。

鉴别诊断:与子宫肌瘤相鉴别。

子宫肌瘤多有月经失调史,可见月经过多,经期延长,甚至出现压迫症状,结合超声检查可以明确诊断。

2. 分析该患者的病因、病位应该采取哪种辨证方法？请写出辨证结果以及辨证依据。

病因:情志、痰瘀。

病位:肝、肾。

辨证方法:脏腑辨证,经络辨证。

辨证结果:精血素亏,痰瘀凝滞,久而成积。

辨证依据:患者精血素亏,不能荣养头目,故有头晕;心神失养故心悸;气血亏虚不能荣养肌肤,故面黯不泽,形体消瘦。气虚日久推动无力,故痰瘀内生结于小腹,出现小腹坠胀,触之有块。

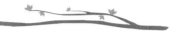

3.该患者应采取哪种治疗方法,并写出治疗所需方药及用法。

治法:补肾填精,益气生血,消癥破积。

方药:寿胎丸加味。

处方:桑寄生 30 g　　　菟丝子 30 g　　　续断 15 g　　　炒白芍 15 g

　　　焦白术 12 g　　　制香附 12 g　　　刘寄奴 12 g　　　五灵脂 9 g

　　　云苓 9 g　　　　枳壳 9 g　　　　三棱 6 g

用法:5 剂,水煎服。

二诊(1976 年 5 月 19 日):上药服后,腹痛减轻,腰部亦觉舒适,余证无大变化。因苦于头晕失眠,拟前方加珍珠母 30 g。5 剂。水煎服。

三诊(1976 年 5 月 25 日):左下腹持续隐痛,自扪癥块较前柔和,失眠及头晕亦明显减轻。拟上方减珍珠母量为 15 g,另加红花 12 g 以助化瘀之力。继进 15 剂。

四诊(1976 年 6 月 13 日):腹痛大减,癥块缩至核桃大小,质地已软,头晕已除,脉弱无力。照前方去红花,加党参 12 g。再进 6 剂。

五诊(1976 年 6 月 24 日):腹痛基本消失,时有轻微发作,癥块未触及。5 天前月经来潮,量虽多但无瘀血块,经色正常。前方去三棱、灵脂、枳壳,加山药 20 g,陈皮 9 g,重在补脾肾以滋化源。继进 6 剂。并嘱其药讫,再作一次妇科检查。

六诊(1976 年 7 月 10 日):河南省某医院诊断结果为"左侧卵巢囊肿已消失"。为巩固疗效,拟补法以善后。

处方:桑寄生 30 g　　　续断 9 g　　　　白芍 9 g　　　　党参 9 g

　　　焦白术 9 g　　　云苓 15 g　　　　山药 24 g　　　陈皮 9 g

　　　炙甘草 3 g　　　当归 9 g

用法:水煎服。间日 1 剂,缓图调理。6 剂后诸证悉除。

能力提升

1.该患者所患疾病与《中医妇科学》癥积病肾虚血瘀证对比有何异同?

癥积病肾虚血瘀证的患者先天肾气不足或房劳过度,多产伤肾,导致肾精亏虚。痰浊瘀血阻于胞宫出现癥积。多伴有月经后期,经色紫暗、腰膝酸软等症。

本例患者素有头晕心悸,目眶青紫,面黯不泽,说明肾精虚衰,同时后天脾胃虚弱,故有形体消瘦,食欲欠佳。因此治疗时应补肾填精、益气生血为主,兼以消癥破积。

2.本例患者治疗过程中使用的刘寄奴具有哪些作用?

刘寄奴味苦、辛,性温。有破血通经、消积、止血消肿的功效。此处与三棱、香附合用能够活血行气、破瘀消癥。

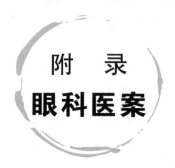

附 录
眼科医案

案例一

陈某,男,58 岁,邓州市文渠镇人。

主诉:右眼失明 5 天。

现病史:患者 1973 年 4 月 12 日自觉右眼眼前黑花乱飞,如蝇飞状,视物模糊,目不赤不痛,5 天后右眼失明。遂经南阳地区某医院眼科诊为"右眼底出血"。服中药滋补肝肾及西药月余无效。返里并邀余诊治。

刻下症:查舌质紫黯,脉沉涩。

(王廷敏、谢时娟整理)

考点训练

1. 请写出本例患者的中医病名、诊断依据及鉴别诊断。

疾病名称:暴盲。

诊断依据:眼外观正常,右侧视力骤然下降,甚至盲而不见,可以诊断为暴盲。

鉴别诊断:暴盲需与偏盲相鉴别。

暴盲是指一眼或双眼视力突然减退,甚或完全失明,多因视网膜中央动脉栓塞,眼底出血,急性神经炎等疾病导致。而偏盲为视野的部分缺损,多因脑血管病、青光眼等疾病所致,可鉴别诊断。

2. 分析该患者的病因、病位应该采取哪种辨证方法?请写出辨证结果以及辨证依据。

病因:瘀阻。

病位:眼目。

辨证方法:脏腑辨证。

辨证结果:络脉受伤,血溢瘀阻。

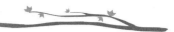

辨证依据:患者右眼脉络受损,血溢脉外,干扰眼目,故有眼前黑花,视物模糊。因为化热,故目不赤不痛;5天后眼目失养,故右眼失明。舌质紫黯,脉沉涩,为血瘀阻络的表现。

3. 该患者应采取哪种治疗方法,并写出治疗所需方药及用法。

治法:活血化瘀明目。

方药:四物汤加味。

处方:生地黄 15 g　　　当归 12 g　　　赤芍 10 g　　　红花 15 g

　　　桃仁 9 g　　　　花蕊石 12 g　　　密蒙花 12 g　　　茺蔚子 9 g

　　　三七 3 g

二诊:服上药 3 剂,右眼稍有光感。宗上方之意,加木贼 12 g 续服。

三诊:上药服 4 剂,右眼视力达 0.3。继服 15 剂,复往南阳地区某院眼科检查,示右眼底出血已吸收,视力恢复正常,其病告愈。至今 9 年视力若常。

能力提升

1. 该患者所患疾病与《中医眼科学》络瘀暴盲病气滞血瘀证对比有何异同?

因气滞血瘀导致的络瘀暴盲,多见于情志不舒、肝郁日久的患者,肝郁化火,迫血妄行,血溢脉外,神光遮蔽,故出现暴盲。治疗以理气解郁、化瘀止血为主。代表方为血府逐瘀汤加减。

本例患者发病前无典型气滞的表现,暴盲前右眼曾黑花,目不红不痛,因此结合舌脉虽有血瘀但无气滞,故治疗时以活血化瘀的四物汤为主,加用明目之品。

2. 本例患者治疗过程中使用的花蕊石具有哪些作用?

花蕊石,味酸涩,性平,此处用之有化瘀、止血的功效。此外《本草纲目》记载花蕊石有明目退翳的作用。

3. 患者复诊时加木贼的原因是什么?

木贼味甘、苦,性平,此处用之有疏风散热、退翳明目的作用。

案例二

侯某,男,60 岁,邓州市张村镇人。

主诉:右眼失明 2 天。

现病史:患者 1980 年 6 月 20 日在田间劳动,自觉头晕,右眼视物模糊,眼前黑花飞舞,未介意。2 天后右眼失明。次日赴县某医院眼科检查,诊为"右眼底出血"。遂邀余诊治。

刻下症:舌质红,无苔,脉弦细。

（王延敏、谢时娟整理）

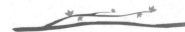

考点训练

1. 请写出本例患者的中医病名、诊断依据及鉴别诊断。

疾病名称:络瘀暴盲。

诊断依据:根据患者右眼视力 2 天内急剧下降,可以诊断为络瘀暴盲。

鉴别诊断:同附录"案例一"。

2. 分析该患者的病因、病位应该采取哪种辨证方法?请写出辨证结果以及辨证依据。

病因:阴虚。

病位:眼目、肝。

辨证方法:脏腑辨证。

辨证结果:热伤眼络,血溢瘀阻。

辨证依据:由患者舌质红无苔,脉弦细,可知患者平素阴液素亏,虚火亢盛,热邪迫血妄行,溢于脉外,阻于眼目,故出现络阻暴盲。

3. 该患者应采取哪种治疗方法,并写出治疗所需方药及用法。

治法:清热凉血,化瘀明目。

方药:四物汤加味。

处方:生地黄 15 g   当归 12 g   白芍 15 g   丹参 12 g
    花蕊石 12 g   茺蔚子 12 g   密蒙花 12 g   青葙子 12 g
    野菊花 10 g

二诊:服药 3 剂,眼前稍有光感。仍遵上方之意,加三七 3 g。继服。

三诊:上方服 5 剂,视物清晰。复往县某医院眼科复查,右眼底出血止,原出血吸收,视力正常。其病告愈。至今未复发。

能力提升

1. 该患者所患疾病与《中医眼科学》络阻暴盲病阴虚阳亢证对比有何异同?

阴虚阳亢导致的络阻暴盲证多为肝肾阴虚,阴不制阳,导致肝阳亢逆,迫血妄行,溢于脉外,导致气血郁阻不能荣养眼目,神光遮蔽,故而暴盲。治疗常以滋阴潜阳为主,代表方为镇肝熄风汤。

2. 本例患者治疗过程中使用茺蔚子具有哪些作用?

茺蔚子味甘辛,性微寒。有活血调经、疏风清热的作用。此处使用可治疗目赤肿痛,目暗不明。

3. 患者复诊时加三七的原因是什么?

三七味甘、微苦,性温,有止血、散瘀的作用,此处使用能消散眼目中停滞的瘀血,同时三七又有止血的作用,可以防止再次出血。